学习睡觉

心理治疗师教你摆脱失眠的折磨

包祖晓 主编

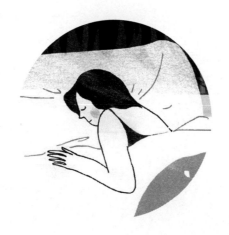

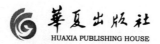

华夏出版社

HUAXIA PUBLISHING HOUSE

谨以此书

献给罹患失眠并正在痛苦中挣扎的人们
献给从事失眠治疗的医护人员

编委会

主编：包祖晓

编委：虞安娜　陈宝君　李　燕

　　　何聪聪　何贵平　章永川

前　言

就像饮食和性欲一样，睡眠也是人类的基本需求，我们大部分人的一生有三分之一的时间在睡觉中度过。但是，失眠的人却丧失了这种能力，需要重新学习。

就像呼吸和心跳一样，睡眠不受自主意识的控制，我们唯一需要做的是顺应睡眠的自然规律。可是，失眠的人却无法放下意识的控制，害怕自己的无意识。

大量的研究结果表明，在这个瞬息万变、压力四伏的时代，失眠已然成为一种流行状态。几年前，仅有三分之一的成年人抱怨自己失眠。但现今，至少有一半以上的成年人都在抱怨自己深受慢性失眠的折磨。

尽管医学不断发展，能帮助睡眠的药物层出不穷。但是，药物终究是治标不治本，不能彻底解决睡眠问题。因为药物无法消除失眠的根源。而且，安眠药还存在许多不良反应，甚至增加某些人群的死亡风险。

作者在临床工作中，每当遇到强烈要求开"安眠药"的失眠者时，往往会想到自己多年前在读大学和研究生期间经常半夜"睡不着觉"，就会起身坐在床边想一想自己到底是怎么了。在经历许多失眠之夜后，作者对自己、对内心的感受、对人际的关系、对生活中的经历、对生命的意义……都有了许多新的认识和体验。现在经常想，如果当时自己被贴上"失眠症""抑郁症"或者"焦虑症"的标签，以"安眠药""抗抑郁药"或者"抗焦虑药"来治疗的话，现在会是怎么样了呢？

有鉴于此，作者以自己长期治疗失眠的临床实践为依托，在整理大量国内外文献和临床经验的基础上，撰写了《学习睡觉：心理治疗师教你摆脱失眠的折磨》，书中提出了许多不同于传统认识的新观点，比如：

1. 失眠不是一种病，它是一种症状或者是潜意识所发出的告诫，提醒我们去处理生命过程中积存的各种问题。

2. "下诊断－开药"模式对失眠的诊治具有局限性。

3. 不论是失眠者，还是一般的医护人员，他们对失眠的认识存在许多误区。

4. 我们不能一味地依赖药物，而是需要把失眠问题还原回生活问题和人生问题加以解决。在此基础上，书中提出了许多切实可行的非药物治疗方法，并附以大量的心理治疗案例。

作者深信，如果失眠者能运用书中的非药物治疗方法去调整自己的生活模式，唤醒我们每个人都拥有的自愈力，那么，我们不仅可以重新学会自然地睡觉，而且会摆脱对安眠药物的依赖。这样，不仅减少了个人和社会的医疗支出，更重要的是，人会变得更健康，生命变得更有意义。

本书内容通俗易懂，不仅适合失眠者及其家属阅读和使用，还可供健康保健人员、临床医护人员、精神／心理卫生工作者阅读和使用，对健康人群和高"压力"人群的修身养性也非常合适。

包祖晓

2019 年 1 月

目 录
contents

第一章

失眠诊治过程中的
困境与出路

花竹幽窗午梦长，此中与世暂相忘。

华山处士如容见，不觅仙方觅睡方。

——陆游

从陆游的诗中可以看出，自古以来，人们把求得一个好的睡觉方法，看得比寻觅一帖长生的仙方还要重要。随着现代科技的发展，各种与睡眠有关的书籍、仪器、药品、保健品更是层出不穷。但是，失眠问题仍是困扰着人们的头等大事之一。网上有一段流行语是这么说的：

你拥有百万的豪华床，却天天失眠——气不气；

你开着奔驰、宝马，肚子却顶着方向盘——累不累；

你穿着阿玛尼出门，效果不如淘宝、地摊货——冤不冤；

你挂着 LV 包，包里装着胰岛素、降压药——苦不苦；

你蹲几十万的马桶，却拉不出屎来——难不难；

你虽然有很多钱，却要跟医生去分享——恨不恨。

这段话的意思是说，包括失眠在内的许多健康问题并不是单靠医生、药物所能解决的。如果你不信，请看下文。

"下诊断 - 开药"模式对失眠的诊治具有局限性

来访者，女性，四十多岁，因"睡眠差 6 个月"来我们心理卫生科就诊。经问诊得知，来访者既往做服装生意，近半年来因睡眠差在家休养，与读高中的儿子相伴。3 年前其丈夫因赌博欠债几百万，以至于常年在外躲债，但会定期回家，往往是给完生活费就又走了。

来访者自诉，"我没有经济压力，老公会给我生活费……所欠的债不需要我还，我也一直认为还账不是我的事……但不知为何近6个月来晚上睡不好，并时常高兴不起来，甚至觉得活着没劲，而且常常伴有心慌、胸闷"。

自来访者进诊室后就开始反复询问："医生，我是不是得抑郁症了？""我这样是不是抑郁了？"……"我到底得的是什么病？""我要怎样跟我老公说？"

该来访者在就诊的过程中只想要一个诊断结果，或许也只想知道自己的"抑郁症"猜想是否能被医生认可，但自始至终没问过医生："我该怎么办？""我的生活是否哪里出错了？"这类人关心的是什么毛病以及最后能不能治好。作为读者的你，读完这个案例会是怎么想的呢？难道是简简单单给一个诊断结果、一个交代就可以了吗？

幸运的是，在经过医生的解释后，该来访者接受了医生的意见——没必要给自己套上"失眠症""抑郁症""焦虑症"等诊断名称，也没必要进行服药治疗，唯一需要做的是恢复工作，"找回自己"，给自己的生命赋予意义。

很多失眠者并没那么幸运，许多人长期服用"安眠药""抗抑郁药""抗焦虑药"以及安神的中草药，有些失眠者甚至连"抗精神病药"也服上了，但睡眠仍是时好时坏，生活顺利则睡眠还好，一遇"刺激"又开始失眠。有些人因为长期服药而导致血脂、血糖异常等代谢问题。还有些人数十年以睡眠问题为生活的中心，他活着的目的似乎是"为了睡觉"。下面这位来访者的情况即是如此。

有一位失眠者，五十余岁，他的失眠病史有20余年，反复求医，不断服药。用他自己的话说，"跟你医生讲，毫不夸张，世界上能治失眠的药我都服过",但睡眠状况仍然不满意。2013 年,他来我们心理卫生科求治,心理评估提示其存在"神经症人格",医生告诉他药物治疗不是长久之计。经过一段时间的心理治疗,来访者摆脱了药物。他以为自己的失眠治好了,也就中断了心理咨询。2015 年,作者在援疆一年结束回原单位上班时,该来访者再次来就诊,一看他的病历记录,惊讶地发现,他目前在服用 5 种与治疗睡眠有关的药物,但睡眠仍然时好时坏。

类似该来访者的情况在各大医院的门诊都大量存在。作者认为,这种情况的持续存在与目前"下诊断 – 开药"的医疗模式有关。对于许多医生来说,有了诊断名称就方便开药,所以无须细究失眠的原因以及失眠背后的生活 / 人生问题,他们对失眠者开"安神药"或"镇静药",对伴焦虑者开抗焦虑药,对伴抑郁者开抗抑郁药……如果病人对这个药没多大疗效,医生往往会采取换用或加用另一种药的措施。就这样,一个失眠病人的治疗药物可能越用越多。作者曾遇到一位失眠者同时服用 8 种药物,但疗效仍然较差,而且还吃出了肝肾功能上的问题。

从病人的角度看,传统的中国人似乎存在根深蒂固的"看病 = 要吃药""吃药总比不吃药好"的观念。

来访者,女性,70 岁,因"夜眠欠佳 2 年余",于 2016 年 11 月 8 日在家属(女儿、儿媳、老伴)的陪同下就诊于台州医院心理卫生科。来访者垂体瘤术后 5 ~ 6 年,右小腿皮肤鳞癌术后 2 ~ 3 年,自皮肤癌术后即出现反复失眠,多次就诊于神经内科,进行相关检查未见明显异常,伴头晕,容易生气,敏感多疑,老说家人瞒着她(有关身体情况等)。

精神检查:意识清,定向准,接触合作,未引出幻觉、妄想,提到两次手术,来访者沉默少许时间,承认自己对身体存在担心、紧张,但又马上否认，自诉"岁数大了没啥好想的"，开心时间少，意志力减退，有自知力。

　　心理评估：90项症状清单（SCL-90）以及焦虑自评量表（SAS）检查提示有明显的焦虑症状。在安排心理治疗师给予心理治疗之后，医生与其展开了下面一段对话：

　　医生："刚才我们的治疗师跟你谈的内容，你能理解吗？能接受吗？"

　　患者："能听懂，知道！"

　　医生："那行，根据你的病情，我们先按照治疗师给你的建议做，先观察两周……"

　　患者："那药呢？"

　　医生："暂时不需要服药，你的失眠与你的担心、紧张有关，你可根据刚才谈的那些内容行动起来……"

　　患者女儿："不吃药怎么行，她回家照样失眠……"

　　患者："不吃药？那我来医院看什么病？那我不是还不舒服？……你告诉我吃什么药，我都会好好吃的……"

　　患者女儿："那刚才的钱不是白花了吗？"

　　……

　　作为一名长期从事失眠治疗的医生，作者时常会被类似的现象弄得哭笑不得，不知作为读者的你有何感想？来医院看病一定要吃药吗？不吃药＝没看病？看病＝要吃药？

　　值得庆幸的是，越来越多的患者对药物的治疗价值开始产生了怀疑。例如，曾有一位失眠、焦虑的来访者在我们心理卫生科做正念治疗，有一次因朋友之邀去上海某大医院体检，顺便挂了一个心理科的特需号，专家问了几分钟后准备开药，该来访者告诉专家："台州医院心理科的医生说这些症状与潜意识中的冲突有关，需要心理治疗，药物不会有太大帮助。"那位专家说："服药 3 个月就能好。"该来访者说："以前就诊过的许多医生也是这么说的，我断断续续服过的药物不下 10 种，但在停药几个月后又往往跟没服药时一样……我已经进行了四次正念治疗，感觉不错，还是先回当地医院去进行心理治疗吧。"

还有一位失眠者，曾经服药近 10 年，曾因失眠住过几次医院，在接受心理治疗之后，停了药物，失眠改善，人格也得到了成长，借用她丈夫的话说："医生，你不仅治好了我老婆的失眠，还帮她把药物停了，而且她的性格也改变了。"来访者自己则说："你是你 QQ 头像所示的啄木鸟医生，啄去'木头'人内心的害虫！"

需要注意的是，作者在此并没有否定药物能让人睡觉，只是在强调：从长远的角度看，"下诊断 – 开药"模式对失眠的诊治具有局限性。

需要把失眠问题还原回生活 / 人生问题

克里斯：睡一会儿吧。

哈丽：我不知道怎么睡觉。那不是睡意，但是它围绕着我。就好像不仅在我内心，还在很遥远的地方。

克里斯：可能那还是睡意。

……

斯纳特（问克里斯）：你在读什么？……都是垃圾，垃圾。哪里有那该死的……（指着一本书的内容）这里，"他们晚上出来……"但是人必须睡觉，这就是问题，人类已经失去睡觉的能力了。（对克里斯说）你最好读一下，我有点激动。"我只知道一件事，先生，当我在睡眠中时，我没有恐惧，没有希望，没有烦恼，没有幸福……祝福那个发明睡眠的人。

睡眠是可以购买一切的硬币……是一种平衡，它使牧羊人和国王平等……使愚蠢的人和睿智的人平等……睡眠只有一点不好……他们说它和死亡非常相像。"

这是小说《索拉里斯》/电影《飞向太空》中的内容，强调了睡眠问题与生活问题，甚至与人生问题息息相关。尼采对此也有一段精辟的论述，他在《查拉斯图特拉如是说》中如此写道：

人们向查拉斯图特拉夸赞一个智者，说他善于谈论睡眠与道德，因此他获得崇敬与赞颂，许多少年来到他的讲座前受教。查拉斯图特拉也来到智者这里，和少年坐在他的讲座前，于是这位智者如是说：

"尊尚睡眠而羞涩地对待它吧！这是第一件重要的事！回避那些不能安睡而夜间醒着的人们！

窃贼在睡眠之前也是羞涩的：他的脚步总是悄悄地在夜里偷过。守夜者是不逊的；同时不逊地拿着他的号角。

睡眠绝不是一种容易的艺术：必须有整个昼间的清醒，才有夜间的熟眠。

每日你必得克制你自己十次：这引起健全的疲倦，这是灵魂的麻醉剂。

每日你必得舒散你自己十次；因为克制自己是痛苦的，不舒散自己的人就不能安睡。

每天你必得发现十条真理；否则你会在夜间寻求真理，你的灵魂会是饥饿的。

每天你必得开怀大笑十次；否则胃，这个苦恼之父，会在夜间扰乱你。

很少人知道这个：但是一个人为着要有熟眠，须有一切的道德。我会犯伪证罪吗？我将犯奸吗？

我会贪想我邻人的使婢吗？这一切都与安眠不甚调和的。

纵令你有了一切道德，你还得知道一件事：合时宜地遣道德去睡眠。

你须使它们不致互相争执，那些小爱宠！不为着你争执，你这不幸者！

服从上帝，亲睦邻人：安睡的条件如此。同时也与邻人的魔鬼和谐！否则它会在夜间来追附你。

敬重统治者而信服他们，即便是跛足的统治者，也得这样！安睡的条件如此。权力高兴用跛足走路，我有什么办法吗？

凡是牵引羊群往最绿的草地去的，我总认为是最好的牧者：这样，才与安眠调和。

我不要许多荣誉或大财富，这是自寻烦恼。但是没有美誉与小财富的人是不能安睡的。

我宁愿选择一个窄狭的友群，而不要一个恶劣的；但是他们必得按时来而按时去。这样，才与安睡调和。

我对于痴子也能感受很大的兴趣：他们促进睡眠。当人们承认他们有理由的时候，他们是很快乐的。

这样，有德者的昼间便过去了。当夜间来到时，我且不召唤睡眠。睡眠这一切道德的主人，是不愿被召唤的！

但是我反省着日间所做所想的事。我反刍着，我忍耐如牛地自问你的十次自克是什么？十次舒散，十条真理与十次使我开心的大笑是什么？

我反省着，在这四十个思念的摇篮里摇荡着。忽然睡眠这道德的主人，这不奉召者，竟抓着了我。

睡眠轻轻敲着我的眼睛，我的眼睛就沉重起来。睡眠接触着我的口，我的口就张大着。

真的，它用轻巧的脚步，溜到我身上来，这最亲爱的偷儿，它偷去了我的思虑：我痴笨地站着，如这书案一样。

但是我站不多时，就已经睡着了。"

查拉斯图特拉听完了智者的这些话，他心里暗笑起来：一线光明在他心里破晓。他向自己的心如是说：

"这智者的四十个思念，颇有些傻劲；但是我相信他是善于睡眠的。

谁住在这个智者旁边就是有福的！这种睡眠是传染的，虽隔着一层厚墙，也会传染。

他的讲座放射出一种魔力。这些少年们来听这个道德的说教者，不是白费时间的。

他的智慧告诉我们：为着夜间的安睡，必须有昼间的清醒。真的，如果生命原无意义，而我不得不选择一个谬论时，那么，我觉得这是一个最值得选择的谬论了。

现在我知道从前人们找寻道德的教师时，人们所追求的是什么了。人们所追求的，是安睡与麻醉性的道德。

一切被称颂的讲座智者之智慧，只是无梦的安眠：他们不知道生命还有其他的更妙的意义。

这种道德的说教者，现在还存在几个；但那几个都不如眼前这个诚实：不过他们的时候已经过去了。他们站不多时，就已经睡着了。

这些昏昏欲睡的人们被祝福；因他们立刻熟睡了。"

查拉斯图特拉如是说。

作为读者的你，赞同上述内容吗？就作者长期治疗失眠的经验看，大部分失眠者在治疗前对此内容是持否定态度的。在我们心理卫生科接触到的很多失眠来访者中不乏这样的诉说：

"医生，我心理没问题，主要是来看睡觉不好的"；

　　"今年以来总是睡不好，并且浑身没力气，什么事情也做不了，除心理科之外，医院的科室都差不多看遍了"；

　　"身体检查都没大问题，内科医生建议我来你们这里看看"；

　　"我只是睡觉不好，神经内科医生怎么叫我到心理科看，没搞错吧"；

　　"我觉得就是太虚了，待会儿要去看中医"；

　　"我只是睡觉不好，给我开些能入睡的药就行了"；

　　"医生，有没有比 XX 劲更大一些的安眠药呢"；

　　"我这几年来天天看养生节目，按时吃饭，按时上床，还规律地锻炼身体，怎么还会失眠呢"；

　　"中医师说我的失眠是心肾不交，你咋说我是心理因素相关生理障碍 / 行为障碍呢"；

　　"你只要让我睡好了，其他就没事了。"

　　……

　　极端的失眠者有如下面这两位来访者，尽管他们的失眠问题与生活问题的关系是显而易见的，但他们就是不愿承认。

　　第 1 例：来访者两年前临近退休，工作岗位被调整，患"感染"后服用抗生素左氧氟沙星胶囊治疗，3 天后出现失眠、入睡困难、心慌、出汗，找当地"最权威"的精神卫生科专家就诊，欲服用抗抑郁药米氮平治疗，结果服用了 2 次就因可导致头昏、疲劳而停用。自此开始，来访者跟自己的睡眠问题耗上了，住院也是 VIP 病房，每天都有领导、医院内的各方面"权威"专家来提供意见与指导。

　　一个月之后症状依然没有缓解，来访者不断地责怪开抗生素的医生和开米氮平的医生，怀着半信半疑的态度来我们这里进行正念治疗。其症状自评量表（SCL-90）检查显示：躯体化量表分中度，其他如抑郁、焦虑、恐怖、强迫、人际关系、敌对、偏执、精神病性等量表分均显示无明显症状；艾森克人格问卷（EPQ）显示：显著的掩饰倾向。

在几次接触中，来访者反复向治疗师表达了自己年轻时的"丰功伟绩"，包括现在能给家人带来诸多"帮助"。他还分享了这么一个事：一次和外孙去游泳，结果一向擅长游泳的自己竟被刚学会的外孙赶超了，心里顿时有些落差，觉得自己"是老了"，"生命走下坡路了"。在其表达时不停地哀叹，可以感受到那一刻他是多么的痛苦。而目前又来失眠这么一出，心里非常害怕有一天被"身体上没查出来的疾病"击垮，不能再"颐养天年"，现所拥有的一切都将化为乌有，生命停止。

然而，一方面可能由于身份特殊，另一方面心理防御太强，很难与其进行深层次的心理咨询与治疗。做了几次呼吸正念和身体正念，觉得症状有改善而中断治疗（当然很有可能是对治疗的不信任）。

……

该来访者辗转治疗两年，目前依然还在服用4种治疗失眠的药物（两种抗抑郁药、一种镇静催眠药、一种中成药），但睡眠仍不理想。

第2例：来访者，男性，63岁，退休教师，患失眠20年。近5年来白天经常卧床，每天在10小时以上。当医生建议其运动时，他说："我太累了，哪里还能动得了呢？"

他女儿告诉医生：有一次他们一家人坐在一起吃饭，他说自己没胃口，家人没理他，只是看了他一眼，随后他端着碗到厨房……把饭吃完了。当周围的人说："许老师，今天气色不错啊。"他会显得很不高兴地说："你们哪里知道我心中的痛苦。"当周围的人说："许老师，今天气色不太好，昨晚没睡好吧。"他往往会回答："是啊，我天天如此。"但语气中透露出一些兴奋。

　　许多时候，来访者刚进诊室与医生交谈时是中气十足，但当医生问他最近睡眠、情绪如何呢？他马上就垂头丧气。当他老婆跟医生说他懒时，他往往马上反驳："我根本睡不着，太累了，想死的心都有……"然后就像孩子跟妈妈撒娇似的与其老婆开始争吵。

　　很明显，上述案例中第 1 例来访者的失眠与其对失去"权势"的恐惧有关，第 2 例来访者的失眠与其人格中的"被动性""依赖性"有关。

　　因此，如果你希望能彻底解决自己的失眠问题，那就不能把希望寄托在药物上，而是需要把失眠问题还原回生活问题和人生问题。就我们临床所见，失眠或许是你的潜意识在提醒你——不可再这么糊糊涂涂的、昏昏昧昧地过日子了！正如唐伯虎的诗所说：

　　　　　　人生七十古来少，除去年少和年老；
　　　　　　中间所剩已不多，还有一半睡去了。

　　作者本人即是如此，读大学和研究生期间经常半夜"睡不着觉"，但并没有积极地寻找治疗失眠的神药，而是经常在半夜起身，坐在床边思考一些与睡眠无关的事，当对自己内心的感受、人际关系、生活中的经历及生命的意义获得许多新的认识和体验之后，失眠再也不是问题了。

第二章

认清失眠及其治疗的
基本事实

　　睡眠过程与心跳、呼吸、大小便的过程类似，是自然的生理现象，它不受自主意识的控制，你越是强求自己睡觉，头脑就会越清醒。反之，如果放下自我强求，不去关注睡着问题，睡眠就会不请自来。

——包祖晓

　　就我们临床所见，包括部分医护人员在内，许多人对失眠及其有效治疗了解甚少，有些人的观念仅停留在"有什么药能让我睡觉"的层次。

　　本篇内容将介绍有关失眠及其治疗的基本事实，旨在帮助你分辨与睡眠相关的事实与谎言。

睡眠过程是自然的生理现象

　　来访者，女性，36 岁，从事护理工作，被失眠问题困扰 3 个月。自 3 个月前母亲去世后就陷入失眠状态。一到晚上天黑时就开始为睡眠担心，惶恐不安，就怕又是一个难熬的失眠之夜。结果是，经常出现预期的状况，每晚重复着同样痛苦的折磨。

　　来访者开始时强迫自己入睡，不断在心中跟自己说："快睡……快睡……"但适得其反，她越是努力睡觉，就越是清醒、紧张和焦躁。本来，来访者有运动的习惯，但失眠使她疲惫不堪，因此，"只能"停止锻炼。来访者尝试晚上早点上床，白天一有时间就卧床休息，周末睡个懒觉，希望把失眠所失去的睡眠时间补回来，但这样似乎让睡眠更糟。来访者感到非常绝望，开始养成在睡前喝杯红酒或吃安眠药的习惯，但不仅疗效持续的时间非常短暂，还导致出现早醒、噩梦，这使她更加恐慌，不断地在床上辗转反侧，为自己的身体以及明天的工作担心。闹钟一响，她就挣扎着起床。

就这样，来访者整日想着睡觉，加上工作中的各种压力，她的失眠问题更加严重。近来，她开始怀疑自己是不是患上了心理疾病，于是到心理卫生科就诊。医生通过详细地询问病史、精神检查、必要的身体检查以及心理评估，最后告诉她："你患的是失眠恐惧症。"

对于大部分失眠者来说，都经历过类似的痛苦，他们整天生活在对失眠无穷无尽的焦虑之中，担心失眠对身体和生活带来的不良影响。对大多数非失眠者来说，上床睡觉是一种令人愉悦的经历，但对于失眠者来说，上床意味着噩耗。

其实，睡眠过程与心跳、呼吸、大小便的过程类似，是自然的生理现象，它不受自主意识的控制，你越是强求自己睡觉，头脑就会越清醒。反之，如果放下自我强求，不去关注是否睡着的问题，睡眠就会不请自来。

现代的睡眠医学研究发现，睡眠良好的人的睡眠始终会保持如下周期的循环。

根据睡眠时的脑电活动、眼球运动情况及睡眠深度等，可将正常的睡眠周期分为非快动眼睡眠（NREM，或称慢波睡眠）和快动眼睡眠（REM 或称快波睡眠）两种时相。NREM 时相又可分为 1 ～ 4 期，其中 1 期为入睡期，2 期为浅睡期，3 期为中度睡眠期，4 期为深度睡眠期。在整个睡眠过程中，NREM 睡眠与 REM 睡眠交替出现，睡眠时首先进入 NREM 睡眠期，并迅速由 1 期依次进入 2 期、3 期和 4 期，然后逐渐回到 2 期，持续 80 ～ 120 分钟后，出现第 1 次 REM 睡眠，持续几分钟后进入下一次 NREM 睡眠，如此循环，每个周期为 90 ～ 120 分钟，一个晚上的睡眠有 4 ～ 7 次循环。一个晚上的睡眠周期情况如下图所示：

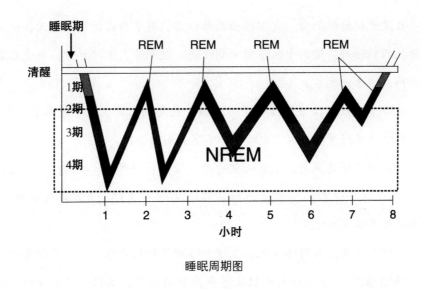

睡眠周期图

在睡眠初期，深度睡眠阶段持续时间较长，有时会持续一个小时，而REM 阶段仅持续几分钟。然而，随着夜越来越深，深睡期会越来越短，REM 睡眠期越来越长。直到最后一次睡眠循环，REM 阶段可能会持续一个小时。因此，我们大部分的深度睡眠都出现在前半夜，大部分的有梦睡眠和浅度睡眠出现在后半夜。由于睡眠随着时间的推移会越来越浅，因此人们后半夜更容易醒。一夜醒六次或更多次都是正常的，尤其是当我们从一个睡眠阶段过渡到另一个阶段时更容易醒。我们通常几秒钟内又会重新入睡，只是第二天早上忘了自己醒过而已。

如果不了解"睡眠过程是自然的生理现象"，许多人就会错误地把做梦、容易醒当成"异常"，像如下这位来访者一样，走上漫漫的治疗之路。

来访者，男性，25 岁，睡眠浅、多梦 10 年。从事财务工作，爱好运动。系家中独子，自幼生活顺利。

来访者自诉从初中时开始睡眠浅、多梦，但入睡不困难，否认存在焦虑、抑郁等情绪，有时觉得精神状态不佳，做事认真，追求完美。上学期间一直没重视睡眠问题。大学毕业工作以后，有了自己的经济收入，认为必须把睡眠治好。近两年来不断地到上海、杭州等大医院就诊，一直在服用中药，但症状反复。

来访者在精神检查时显得小心谨慎，反复询问医生关于睡眠的问题，认为要把睡眠问题治好后才能结婚，不然会影响身体。

在详细了解其病史，以及必要的身体检查和心理评估之后，医生告诉他："这是正常现象。"来访者一脸茫然地说："中医师一直说我气血两虚，你怎么说是正常的呢？"

在听了医生给其解释睡眠的生理和心理学知识之后，来访者似有所领悟，喃喃地说："看来这几年把正常当疾病治疗了，不仅花了冤枉钱，还可能把身体治出问题。"

不要把假性失眠当成失眠症

来访者，男性，36岁，因被睡眠问题困扰10余年求治。来访者自诉10余年来睡眠质量一直比较差，外面一有动静就会醒，没有梦。曾服用过无数的抗抑郁药、抗焦虑药、镇静安眠药，但疗效不好。近两年来在服用抗精神病药奥氮平和镇静安眠药氯硝西泮，开始两个月有效，但后来效果也是越来越差，导致药量不断加大，并出现了肥胖、高血压、高血糖等症。

据他妻子反映，来访者晚上是睡着的，还经常打呼噜，但他就是说自己没有睡着。在住院期间，医生每天早上查房时问："昨晚睡得好吗？"他往往回答："不太好。"医生再问："你能否告诉我护士昨晚进来了几次？"来访者经常回答错误，在其回答正确的情况下，医生问他："护士昨晚进来做什么了？"他往往回答不上来。然后医生指指护士在他身上做的标记，来访者看到标记以后显得很惊讶，说："我怎么不知道她在我身上画画呢？"

在明白自己是假性失眠之后，该来访者同意通过心理、行为方面的干预把药物逐渐戒了。

作者发现，不仅病人自己如此，许多非精神卫生／心理科医生也是经常把假性失眠当成失眠症治疗，造成药物依赖及身体伤害。自认为处于失眠状态的读者，请你对照下面的假性失眠内容，看看自己符合几条呢？

常见的假性失眠

1. 把每天睡眠时间低于 8 小时即认为是失眠

睡眠医学研究发现，睡眠的需求量存在很大的个体差异，没有绝对标准。在健康人群中，少数人在一昼夜里只睡 3 ~ 5 小时也能白天照常精力充沛地工作或学习，甚至有极个别人，每晚睡眠时间不到 1 小时，仍能生龙活虎，并没有不适感；而另一些人则要睡 8 小时以上才能保证白天的正常活动。

研究还表明，衡量正常睡眠时间，要以本人平时的睡眠习惯作为衡量标准。一个平均每晚睡 9 小时的人，如果只睡 6 小时就会产生失眠感觉；反之，一个平常习惯于每晚只睡 5 小时的人，只要他本人感到自己睡够了，疲劳恢复了，那就是正常的睡眠。绝不能因为少于大多数人的平均睡眠时间而称之为失眠。

2. 把正常范围内的变动当作失眠

一般地说，睡眠时间随年龄增长而逐渐减少。老年人与年轻时相比，不仅睡眠时间减少，还会出现睡眠深度变浅，夜间觉醒次数和时间增加，早晨也醒得较早，这是正常的。

再如，平时睡眠时间一贯较少的人，有时可因夜间有过多时间醒在床上而自感失眠。

还有，外界环境因素和精神刺激引起的暂时失眠，是人体的自我保护性反应（保持警觉以便识别危险），在一段时间后即可自动恢复正常，这也不能算作失眠。例如，乘飞机长途旅行的时差改变或突然改上夜班所导致的失眠。精神负担过重，如生活和工作中遇到挫折，或在重大问题需作出抉择时，往往夜不能寐，但一旦解除精神负担，不久便可恢复正常睡眠。

此外，睡眠环境较差，如蚊虫叮咬、光线过强、噪音过大等，均可干扰睡眠。

有上述情况者，最主要的是解除思想负担，积极处理这些干扰因素。

如果这些干扰因素过强或持续时间过久，或者处理不当，产生失眠恐惧，形成恶性循环，则有可能会发展为失眠症。

3. 自我感觉上的错误

与上文中的来访者相似，少数人由于在睡眠过程中心理活动较多，实际上睡得很好，但是自己总是感到经常醒着。

许多疑病者也经常把睡眠作为关注的焦点，认定自己患了失眠症。

失眠的危害并没有想象中那么大

来访者，女性，42岁，教师，被睡眠问题困扰半年。半年前因感冒而影响当晚的睡眠，从此与自己的睡眠问题耗上，一到晚上就担心，一旦意识到自己睡不着，头脑中就会跳出一波波的焦虑和紧张念头，如"我得睡会儿，要不然明天没法工作""再这样下去，身体会垮，皮肤在这个月明显出现衰老的迹象了"……再加上夜晚的黑暗和孤独，使来访者的心里更是痛苦不堪。

　　与该来访者相似，现在似乎出现了一种"谈失眠色变"的现象，许多人把自己的体质差、容易感冒、高血压、糖尿病、肿瘤、抑郁症等疾病归咎于失眠。真的如此吗？答案是否定的。

　　有研究表明，大部分人并不需要8小时的睡眠，保持7小时睡眠通常比8小时睡眠的人更长寿。在一项有100多万成年人参加的研究项目中，美国加州大学圣地亚哥分校的丹尼尔·克里普克博士团队测量了睡眠持续时间和死亡率的关系。结果发现，每晚保持7小时睡眠的人，在6年中死亡率最低，而保持8小时或更长时间睡眠的人在同阶段的死亡可能性更高。另外两项涉及8万多名研究对象的研究不仅验证了该结果，还进一步表明8小时或更长时间的睡眠会增加死亡风险：保持9小时睡眠的人比5小时睡眠的人死亡风险更高。

　　一些"专家"和"研究者"声称，睡眠不足与糖尿病、肥胖症、高血压等密切相关。然而，仔细研究后可以发现，这些研究并不成熟。例如，睡眠少的人出现发福现象可能是因为清醒时吃的东西多了；睡得少的人出现免疫力下降不是因为失眠，而是因为焦虑或所遭受的压力……

　　作者经常在临床与那些为失眠而烦恼的人开玩笑时说："看看，这么久的时间没睡觉，还让你活着而没有死，这说明什么？"或者问他："一个人每天花在床上的时间是12小时，他最后活到100岁，另一个人每天花在床上的时间是6小时，他最后活到90岁，你认为哪个更长寿呢？"

　　因此，我们的社会、媒体和"专家"不能夸大失眠的危害，否则不仅会给百姓带来无端的恐惧，甚至会诱发和加重他们的睡眠问题。借用《柳叶刀》杂志的评论来说，就是：即使关于失眠会造成神经行为功能缺陷（警觉性降低、记忆障碍、反应缓慢）的客观证据五花八门，失眠也只会轻微影响行为力。英国睡眠研究专家格雷格·D.贾克布也提出，较之其他生活因素，如体能活动不足、吸烟和压力，睡眠时间对健康的影响则相对微弱。

心理因素是失眠的主要原因

台州市椒江区的陈老太今年 70 岁了，膝下有一儿两女。子女们各自居住，只有在节假日才会回来看望她。

每一年春节，是家里最热闹的时候，儿子、女儿都会带着家人回来小住几日，今年也不例外。老人家虽然年事已高，但是精神一直很好，每天都会忙进忙出给大家准备好吃的。而子女们也会主动揽下大部分的活，不让老人家累着。看到老人家吃得下、睡得着，每天乐呵呵的，大家也都很开心。

但是，最近几天，儿子和大女儿一家陆续离开了，细心的小女儿发现老太太精神变得不太好，看上去很疲惫，夜里辗转反侧睡不着觉，早上更是比谁都起得早。"我原本以为她是累着了，让她多睡会儿，但是她说自己失眠睡不着，头也有点痛，去医院查却查不出啥毛病。"陈老太的小女儿说。

诸如此类的失眠者在心理卫生科临床比比皆是。下面再举一例来说明。

来访者，女性，52 岁，因失眠、头晕求治。

来访者自诉 28 岁结婚以后一直失眠。她经营一个规模不大的厂子，是厂里主要管理者（一把手）。丈夫在厂里做事，两人关系欠佳，经常为生活及厂里的事情争吵。2007 年丈夫脊柱受伤后要求她把厂子转让掉，但她不同意，两人的争吵越发频繁。2010 年时她的一个女儿因生孩子去世，导致来访者的失眠情况有所加重，但能坚持工作。来访者曾经自己购买谷维素、安神补脑液、舒乐安定等药服用，睡眠时好时坏。

一年前她工作时突发头晕，视物旋转，到上海某医院求治，医生考虑是右侧椎动脉狭窄，予血管内支架治疗，术后仍然头晕，害怕摔倒，经常彻夜睡不着。遂让另一个女儿管理厂子，自己以养身体为主，整天就是吃和玩，但症状依然如故，伴心烦，担心自己身体和厂子会垮掉。患者已在多家医院就诊，服用过改善脑血管功能的药物、抗抑郁药、抗焦虑药，但对失眠和头晕都帮助不大。

来访者在家排行老大，有两个妹妹和一个弟弟，她性格好强，高中文化。

当医生建议其进行心理评估时显得勉强，在进行心理健康测查量表（PHI）检测时说自己头晕，不能坚持，要求医生给其念题目，说自己的头撑不住了，但与医生交流时并没有出现明显焦虑的表情，声音高亢，不断地说"这没意思""我只是失眠、头晕，不是心理问题""医生，不用那么复杂，你就直接告诉我是什么病，直接开药就行"……

有精神分析治疗经验的人很容易看出，该来访者失眠的原因在于其"冲突的人格"。

在医学中，失眠症归属于"精神病学"范畴。而在《精神病学》教材中，失眠症归属于"心理因素相关生理障碍"范畴；在《牛津临床精神病学手册》中，失眠归属于"行为障碍"范畴。临床观察也发现，60%以上的失眠与心理因素有关。因此，在排除躯体疾病因素、环境因素、药物因素、生活事件以及不规律或不良的生活习惯等影响因素之后，需重点考虑失眠的心理因素，如：

1. 易感素质

敏感、遇事多虑的个性素质是导致失眠的易感因素。换句话说，具有神经质性格特征的人容易出现失眠。他们往往比较内向、内省、理智、追求完美、好听赞扬声，总认为应事事比别人强；非常敏感，爱担心，情感抑制性强；好强、上进、认真，容易产生内心冲突；执着、固执、任性；智力较好，多为聪明能干，但总认为不满足，还应表现得更好。

2. 精神心理因素

生活事件作用于个体，在不同个性的基础上，引起不同程度的焦虑、抑郁、不安、兴奋、愤怒、悲伤等，导致失眠；失眠本身又成为焦虑、难受的刺激原因，使情绪更糟，进一步加重失眠；如此便形成恶性循环。

此外，失眠还往往是抑郁症、焦虑症的信号，需要引起特别重视。

3. 失眠恐惧

偶尔的失眠体验，使个体产生对失眠的恐惧情绪，害怕失眠反而导致失眠得以持久存在，这是失眠的一个很常见的原因。

4. 潜意识冲突

弗洛伊德提出："在人类自觉意识之外，还存在着一种人们没意识到的内驱力，这个内驱力时刻存在于人的精神世界里，支配着人们的行为，这便是潜意识；那些有意识的过程只不过是整个精神生活的片段和局部；即整个精神生活就像是一座冰山，意识只是露出在水面上的一小部分，潜意识则是隐藏在水下，成为意识的基础并决定其方向的绝大部分。"

有心理分析治疗经验的人都知道，包括失眠在内的身体症状可能是潜意识处理压力的方式，也就是说，心理问题转变成了躯体问题。再换句话说，失眠是有目的的，是为了"获得"某些"好处"。当然，这不一定被当事人意识到，同时这也是要付出代价的。

下面这位失眠来访者的妻子对来访者的情况所作的叙述即反映了这一观点。

来访者，男性，36岁，某基层医院的临床医生，因失眠两个多月，由妻子陪伴来台州医院心理卫生科求治。

下面内容摘自其妻子所带来的记录：

他（指患失眠的丈夫）觉得有件事对他的影响很大。小时候，可能由于成绩好，老师让他住到自己的寝室，当然寝室里还有老师的儿子。他的床跟老师的床面对面，有时候抬头时发现老师也正好看着他，所以就觉得老师常看着他，为此常常低着头，不敢看老师。有时候，在考试或做作业时也觉得老师似乎正盯着他看，虽然老师对他很好，有时还会替他盖被子，但他觉得自己很压抑。他还觉得周围的一些同学似乎因老师对他好而对他有敌意，甚至骂他（事实上可能从没在他面前骂过）。所以，现在成人了还是抱怨父母为什么会舍得让他住到老师那里（学校就建在自己村里的一座小山上，其他的小孩都在父母身边长大），他觉得这段经历给他的一生造成很大的负面影响，使他现在都不能释怀，这几天会常常提起。

……

7月底听说科室要被抽走两个医生，他要值夜班了，当晚就失眠了。其间他不断请病假，并且由于睡眠差导致身体状况不佳，所以只上白班。

9月份，由于睡眠状况没有得到改善，他只坐门诊而不查房，偶尔觉得面对重症病人时没信心，也无法再像原来一样果断开处方了。根据排班，10月3日他要到病房值班，还要上夜班，一下子使失眠加重，并精神萎靡，对上班没信心，为此我们就帮他请了假。他的同事鼓励他要克服困难来上班，他却说："最近一个月以来从没有睡好过，现在全身无力，肯定上不了班。"不管别人怎么劝他，无论如何也不去上班。今天上午，他听说医院领已经表态，只要他喜欢，不管哪个岗位都可以由他挑，他有点高兴，想了一会儿说，愿意像9月份那样坐门诊而不值夜班，领导同意了，下午他就去上班了。

……

今天中午，我见到他，因为昨天晚上的睡眠依然不好，我就劝他服一些有助于睡眠的药物。他同意了，接着说："失眠都两个多月了，身体状况还是很不好，万一治不好，以后都上不了班，怎么办？"

原来，在他失眠这两个多月，开始怀疑自己的身体是不是已经出现了什么问题，也担心可能是因为自己做错了什么事才导致今天这种后果。

他开始苦心冥想，终于发现了几个导致其现在失眠、头晕的"病因"：一次是发现贮存在手机里的一些重要数据突然不见，当时头就有点晕，但后来找回数据后，头晕缓解。此后，他担心这次经历会给以后的头晕造成了影响。另一次是医院叫他去讲课，由于时间很紧，他觉得眼前发黑。最近一次是因工作任务重、压力大，碰到一个重症病人而觉得头晕。最后是他原先比较胖，但从去年开始一直在减肥，今年夏天瘦到 122 斤（原来是165 斤）。大家看见他都说他瘦多了，他怀疑这也是他失眠、头晕的因素！

……

除失眠、头晕之外，现在他给病人看病时没信心，又怕自己再也恢复不到从前了；开处方时底气不足，好像信心已崩塌。因为，他以前看病人时一直胆大心细，几乎没出过错。

从心理分析的角度看，该失眠者的潜意识不断地在利用自己的"失眠"和"头晕"等症状为自己的"无能感"和"害怕失败"当挡箭牌。这样，意识中的自己就可以少受"无能"和"失败"导致的痛苦。

因此，在听了失眠者说"只要能让我睡着就行"的时候，心理治疗师往往会说："解决睡眠问题并没有你想得那么容易、简单"，或者"如果药物能彻底解决失眠问题，你早就治好了，也就用不着来心理科就诊了。"如果你不信，请读完第五章的案例，再回头来读这句话。

需要再次强调的是，外部压力不一定会导致持续的失眠，个体对压力的感受性及应对方式、个体潜意识里的冲突才是导致长期失眠的关键因素。个体对失眠的认知和处理方式也会明显影响失眠的转归。大多数失眠者存在过分估计自己睡眠障碍的倾向，而且对失眠存在恐惧心理，这样，失眠就容易愈演愈烈。总体来说，失眠常常有一定的个性基础，并由某些诱因引发，而又由不恰当的认知和应对方式导致其维持下来。

心理疗法是治疗失眠的主要方法

许多失眠者对于睡眠的态度，就像臣子对待君主一样，费尽心机，只求博君一笑。遗憾的是，帝王的喜怒实非臣子所能左右，唯有将对方拉下神坛，使之成为普通大众的一员，双方才有可能实现真正的持久和谐！

这段内容是贴在我们心理卫生科－睡眠障碍门诊墙上的警句，旨在提醒失眠者重视心理治疗。

作者发现，不管是失眠者还是治疗者，都存在重药物而轻心理的治疗倾向。其实，药物对失眠的帮助是有限的，甚至可能存在相当大的风险。例如，美国有一项以 100 多万人为对象的研究结果显示，每夜服用安眠药者的死亡率是不服用者的 1.25 倍，夜间服用安眠药与每天吸一包烟一样具有高风险。美国医学博士丹尼尔·克里普克总结道，自 2008 年以来，15 项流行病学研究都发现，服用安眠药会增加死亡风险，却没有任何一项研究表明安眠药会降低死亡风险；其中的三项研究明确表明，服用安眠药会增加癌症死亡风险。

2006 年发表的一项关于安眠药的荟萃分析表明，整体来看，较之安慰剂，安眠药仅仅将平均入睡时间缩短了 10 分钟，总睡眠时间大约增加了 10 分钟；安眠药实际上并不能改善睡眠，但由于安眠药可导致失忆，人们就不记得清醒时的情况，这让他们误以为大部分安眠药物改善了睡眠。因此，麻省理工医学院睡眠治疗中心格雷格·D. 贾克布提出告诫，不到万不得已，医生不应该开具苯二氮卓类药物（即通常所说的安眠药）治疗失眠。

同样，我们也需要谨慎对待非苯二氮卓类安眠药，如米氮平、曲唑酮之类抗抑郁药物的标示外（超说明书）的使用。格雷格·D. 贾克布发现，没有任何证据显示其对失眠的治疗具有疗效，它们的功效仅仅相当于安慰剂，但其副作用却不可低估。

失眠的你或许会问，既然药物不是治疗失眠的首选，难道我们就任由失眠导致的痛苦吞噬我们吗？不是的。许多心理疗法已经在失眠的治疗中崭露头角。例如，认知行为治疗（CBT）已被美国国立卫生研究院、美国心理学会推荐为治疗慢性失眠的首选疗法。

作者临床体会，认知行为治疗、森田疗法、正念疗法、精神分析、存在主义等心理疗法均对失眠者有帮助，关键是如何根据失眠者的具体特点进行选择。下面举一案例来说明。

来访者，男性，35 岁，某单位的一个部门负责人。因"失眠、情绪低落、疲劳"求治。来访者有失眠病史近 20 年，曾被诊断为抑郁症或神经症，服用过多种抗抑郁药和安眠药，但自始至终疗效不好。近两个月来每晚服用 2 片佐匹克隆，但睡眠仍差，白天没有精神，休息日躺在床上不想动。

该来访者自幼由于母亲在外"瞎混"，一直与父亲相依为命，比较"懂事"，中学时因过度努力学习而出现头昏、失眠、疲劳等症状。曾服用过各种抗抑郁药，但效果比较差。高考出现失利而没有考上"心目中"的大学。工作后希望通过努力来弥补以前的损失。他每天生活在各种计划之中，把自己的日常生活安排得非常具体、细致。在乘车时都在心里背诵《古文观止》《诗经》《论语》等内容，工作时练习"三缄其口"，晚上回家后总结当天的日常表现。曾把电影《教父》看过 10 遍之多。

目前，因为单位规定的指标很难完成，又与领导和同事难以相处，而感觉到压力很大，失眠加重。

在多次心理治疗之后，来访者明白了他生病的根源在于自己"平常心"的丧失，导致他一直在用强大的意志控制生命，结果不仅没有把自己"打造"好，反而使潜意识中的"另一个自己"起来"反抗"。此后，他在工作之余放下了修习"做人"，代之以园艺、画画等艺术活动以及正念禅修，让自己过具有"平常心"的生活。经过一年半的调整，来访者的痛苦逐渐消失。

失眠的朋友们，现在能理解心理疗法在失眠治疗中的重要性了吗？如果还是不能，再读一下两位失眠者在接受"禅疗"（以正念训练为核心的治疗方法）后留在作者 QQ 上的内容：

1. "包医生，现在我的心情已经有了很大的改善，感觉舒畅了很多，也不去想睡觉的事了。虽然没以前睡眠那么好，但是我能睡着了。不管是否睡着，我现在每天在床上的时间不会超过 7 小时，我的生活习惯已经改变了！现在你也许想不到，我已去我爸所在的煤矿里干活。"

2. "包医生，听了你的'饥来吃饭，困来即眠'以及'不饥不食，不困不眠'的理论之后，这几天我抱着不怕失眠的心理，结果睡眠好起来了，昨晚还睡了 7 小时，谢谢你！另外，你的'禅疗''存在主义疗法'应该多多推广，让更多的患者受益。"

第三章

失眠的检查与评估

失眠不是一种病，它是一种症状或者是潜意识所发出的告诫，提醒我们去处理生命过程中积存的各种问题。

——包祖晓

来访者，男性，32岁，从事个体经营。因睡眠差半年，经朋友介绍来求治。半年前无明显诱因下出现失眠，以入睡困难为主，伴多梦，容易激动，偶有紧张、心慌、头痛。无视物旋转，无头晕，无抽搐。平时身体健康，性格一般，无不良嗜好。建议其进行血常规、血生化、甲状腺功能等血液学检查，脑电图和头颅CT检查，90项症状清单（SCL-90）和心理健康测查量表（PHI）检查。来访者表示拒绝，说自己的朋友服用米氮平疗效很好，要求先不检查，服用米氮平试试，并很爽快地在病历本上签字，表示："如果有意外，后果自负。"在其服用药物一个月后自觉症状消失，遂逐渐减药维持。一年后因突然出现视物异常，经头颅CT检查考虑垂体瘤，进行手术治疗，症状缓解。事后他对当时没听医生的建议后悔不已。

失眠的你是否也是如此呢？就我们临床所见，许多失眠者往往如此，他们的口头禅是："医生，我只是睡不着，平常身体很好，先开些药让我睡觉吧。"

对于这类失眠者，医生的耐心和经验往往会受到考验。一般地说，失眠者需要进行睡眠状况、生理状况、用药状况、心理状况等方面的检查和评估。

睡眠状况的检查与评估

来访者，男性，45岁。因睡眠差5年求治。来访者自诉入睡困难、睡眠浅、容易醒，伴紧张、疲劳、情绪低落，担心因睡眠不好而身体垮掉，为此整天卧床。在当地内科治疗无效而转诊心理卫生科。睡眠个人信念和态度评估以及睡眠日记显示其存在大量的不良认知行为，通过认知行为治疗（CBT），睡眠状况得到改善。

不管失眠的原因是什么，睡眠状况的评估都是必不可少的，因为这种评估，有助于了解失眠者真实的睡眠状况、认知水平。通常用下面两种方式评估。

一、睡眠个人信念和态度评估

采用睡眠个人信念和态度量表来评估个体对睡眠状况的认知，需围绕以下问题进行：

	非常同意	同意	一般	不同意	非常不同意
1. 我需要睡足 8 小时，白天才能够精力充沛和活动良好。	1	2	3	4	5
2. 当我头一个晚上没有睡到足够的时间，需要在第二天午睡或打盹儿，或晚上睡更长的时间。	1	2	3	4	5
3. 因为年纪正越来越大，睡觉时间应该减少。	1	2	3	4	5
4. 我担心，如果一或两个晚上没有睡好，可能会"神经崩溃"。	1	2	3	4	5
5. 我担心慢性失眠会对躯体健康产生严重影响。	1	2	3	4	5
6. 我躺在床上的时间多，通常睡觉时间也更多，第二天的感觉也会更好。	1	2	3	4	5
7. 晚上当我入睡困难或睡后醒来再难以入睡时，应该躺在床上，努力再睡。	1	2	3	4	5

续表

	非常同意	同意	一般	不同意	非常不同意
8. 我担心自己正失去控制睡觉的能力。	1	2	3	4	5
9. 因为年纪正越来越大，我应该晚上早点上床睡觉。	1	2	3	4	5
10. 我在经历一个晚上睡眠不好后，知道这会影响第二天白天的活动。	1	2	3	4	5
11. 如果服安眠药能睡好觉或不服药则睡不好，那么为了使白天保持警觉和活动良好，我应该服安眠药。	1	2	3	4	5
12. 我整天烦躁、抑郁、焦虑，是因为在头一晚没有睡好。	1	2	3	4	5
13. 与我同睡的人一躺下就睡着，而且整个晚上睡得很好，我也能够做到。	1	2	3	4	5
14. 我觉得失眠基本上是因为年纪正越来越大的原因，对这样的问题没有什么好办法解决。	1	2	3	4	5
15. 我有时害怕在睡眠中死去。	1	2	3	4	5
16. 当我头一个晚上睡好，我知道第二个晚上就睡不好。	1	2	3	4	5
17. 当我头一个晚上如果睡不好，就知道这会干扰我整个星期的睡眠时间。	1	2	3	4	5
18. 如果没有足够的睡眠时间，我第二天的精力和活动都差。	1	2	3	4	5
19. 我不能够预测是睡得好还是睡得不好。	1	2	3	4	5

续表

	非常 同意	同意	一般	不 同意	非常 不同意
20. 我对因睡眠被干扰后的负面 影响无能为力。	1	2	3	4	5
21. 我整天都感到疲劳，无精打 采，活动差，是因为我头天 晚上没有睡好觉。	1	2	3	4	5
22. 我整天想着晚上睡觉的问题， 而且经常感到无法控制这种 快乱思维。	1	2	3	4	5
23. 虽然睡眠困难，但我仍然过 着一种满足（意）的生活。	1	2	3	4	5
24. 我相信失眠主要是化学物质 不平衡的结果。	1	2	3	4	5
25. 我感到失眠正在破坏我享受 生活乐趣的能力，并使我不 能做我想做的事。	1	2	3	4	5
26. 临睡前喝酒是解决睡眠问题 的好办法。	1	2	3	4	5
27. 安眠药物是解决睡眠问题的 唯一办法。	1	2	3	4	5
28. 我的睡眠问题越发严重，我 不相信有人能帮我解决。	1	2	3	4	5
29. 从我的外表可以看出我的睡眠 不好。	1	2	3	4	5
30. 在睡不好觉之后，我避免或 取消要承担责任的事或工作 （社会、家庭）。	1	2	3	4	5

二、睡眠日记

记录睡眠日记，有助于识别失眠者真实的睡眠状况和相关行为，可分为早上填写和临睡前填写。

早上填写的内容分别为：

1. 昨晚上床的时间：_____

2. 今早起床的时间：_____

3. 昨晚多长时间内睡着：_____

4. 昨晚醒来几次：_____

5. 今早起床后的感觉：□精神恢复 □精神部分恢复 □疲劳

6. 昨晚总的睡眠时间：_____

7. 昨晚睡眠被以下因素干扰：_____

临睡前填写的内容分别为：

1. 饮用含咖啡因饮料情况：□早晨 □下午 □睡前 2 小时内 □无

2. 进行 20 分钟以上运动的时间：□早晨 □下午 □睡前 2 小时内 □无

3. 上床 2 ~ 3 小时前进食情况：□饮酒 □饱食 □无

4. 白天服用过何种药物：_____

5. 入睡前 1 小时的活动情况：□看电视 □阅读 □工作

生理状况的检查与评估

来访者，男性，56 岁，因失眠 5 年求治。来访者近 5 年来睡眠差，晚上容易醒，多梦，白天感到疲劳，偶有心慌，入睡不困难。否认情绪低落，否认紧张害怕。形体偏胖，他的妻子反映其晚上有打鼾和呼吸停顿现象。近两年来发现血压偏高，但未服药治疗。睡眠呼吸监测显示：阻塞性通气障碍。之后转呼吸科治疗，经呼吸机辅助通气治疗后，睡眠改善，血压也趋向正常。

随着肥胖人口的增加，通气问题导致的失眠现象也越来越多。对于这类人群，如果不进行适当生理状况的检查和评估，贸然给予安眠药治疗，后果可能是灾难性的。除此之外，对下面这些病症进行评估也是非常重要的。

一、神经系统疾病

1. 中风。

A. 增加阻塞性和中枢性睡眠呼吸暂停综合征或周期性肢体运动障碍的风险。

B. 增加中风后抑郁的风险。

2. 阿尔茨海默病——晚期时与昼夜节奏障碍有关。

3. 帕金森综合征——与异态睡眠（如快动眼 [REM] 期行为障碍）和失眠有关。

4. 慢性疼痛——产生入睡和睡眠维持困难。

二、心血管疾病

1. 夜间心绞痛。

2. 充血性心力衰竭（CHF）。

A．仰卧位时循环系统的血液再分配加重阵发性夜间呼吸困难。

B．CHF 时伴有潮式呼吸，可以导致反复醒来。

3．高血压——失眠可以由未治疗的高血压引起，也可继发于抗高血压药物治疗后。

三、肺部疾病

1．慢性阻塞性肺病（COPD）。

2．哮喘。

四、胃肠疾病

胃食管反流病（GERD）——症状仅发生于睡眠时，或在睡眠期间明显加重。

五、内分泌疾病

1．甲状腺疾病。

2．糖尿病——可能与高血糖、低血糖、夜尿症、末梢神经疼痛有关。

3．更年期——激素替代治疗可以引起失眠。

4．肥胖。

六、泌尿系统疾病

膀胱和前列腺问题，如尿频。

用药状况的检查与评估

来访者，女性，56 岁。因睡眠差、情绪低落一年求治。来访者一年来在没有明显诱因下出现睡眠差、情绪低落，在当地医院求治后医生考虑是抑郁症，进行抗抑郁药物治疗半年，但疗效不佳。追问病史得知，来访者既往有高血压病史，一直在服用复方利血平片治疗。遂让其到心血管内科换用降压药，3个月后睡眠和情绪均改善。

虽然药物是影响睡眠的潜在因素，但不容易引起失眠者和医生的注意。如果你失眠了，检查一下自己是否在服用下列药物：

1. 抗哮喘药：β2受体激动剂、茶碱。

2. 抗惊厥药：苯妥英钠、卡马西平、丙戊酸钠。

3. 抗抑郁药：苯乙肼、反苯环丙胺、普罗替林、地昔帕明、丙咪嗪、阿莫沙平、选择性5-羟色胺再摄取抑制剂（SSRIs）、三环类药物停药、文拉法新、安非他酮。

4. 抗高血压药：β受体阻滞剂、甲基多巴、利尿剂、利血平、可乐定。

5. 抗精神病药：吩噻嗪类、丁酰苯类。

6. 西咪替丁。

7. 减充血剂：伪麻黄碱、去氧肾上腺素。

8. 左旋多巴、巴氯芬、甲基麦角胺。

9. 镇静催眠药（反跳性失眠）：巴比妥类、苯二氮卓类、麻醉剂。

10. 兴奋剂：苯丙胺、哌甲酯、匹莫林。

11. 抗生素，尤其是喹诺酮类药物。

12. 甲状腺素、类固醇、节育药。

13. 减肥药。

14. 具有兴奋中枢作用的中草药。

心理状况的检查与评估

来访者，女性，38 岁，因反复失眠 10 年求治。来访者近 10 年来反复出现失眠，许多时候因为遇到"刺激"而诱发，用她自己的话说，"只要别人不刺激我，睡眠往往比较平稳"。但由于家里的儿子学习不好，又不"听话"，而丈夫我行我素，不顾家，所以失眠情况反复出现。对其进行 90 项症状清单（SCL-90）评估显示：强迫、焦虑、恐怖、其他项目（睡眠、胃口相关方面）因子分为中度；明尼苏达多相人格测验（MMPI）评估显示：疑病、癔症、心理变态、精神衰弱分明显偏高。经过 8 次正念治疗后，情况有所改善。

很大一部分失眠者常对心理状况评估非常抗拒，尤其是对人格测验最为排斥。他们的口头禅是，"医生，我只是睡眠不好，心理没问题 / 没有精神病""又没有仪器检查，这些东西（指心理评估量表）有什么用"。但是，除非有明确的原因存在，否则，心理评估对失眠的治疗是不可或缺的。

心理状况评估主要包括情绪评估、生活问题的解决方式评估和个性特点评估。

一、情绪状况评估

情绪状况评估主要针对抑郁症、焦虑症及创伤后应激障碍，因为这几个病种可能以失眠为最突出的表现。

对怀疑抑郁症者，可以采用宗氏抑郁量表（SDS）或汉密顿抑郁量表（HAMD）评估，主要围绕以下问题展开评估：

1. 强烈而无法排解的情绪低落，感到伤心、沮丧、绝望和烦躁。

2. 感到了无生趣，几乎对所有的日常活动和娱乐丧失兴趣。

3. 没有节食减肥却食欲下降、体重减轻，或者食欲增加、体重增加。

4. 失眠，尤其是早醒。

5. 明显的坐立不安或无精打采。

6. 性欲下降或丧失。

7. 疲劳、乏力。

8. 感到内疚或自责。

9. 思考能力下降。

10. 有死亡或自杀念头。

对怀疑焦虑症者，可以采用宗氏焦虑量表（SAS）或汉密顿焦虑量表（HAMA）评估，主要围绕以下问题展开评估：

1. 紧张。

2. 担心很多。

3. 易激惹、激动。

4. 无法放松。

5. 睡眠变差，尤其入睡困难。

6. 头痛、颈部疼痛。

7. 呼吸急促、心跳加快。

8. 颤抖、刺痛感、晕眩、汗多、尿频、腹泻等。

二、生活问题的解决方式评估

采用应付方式问卷，围绕以下问题进行评估失眠者合理化、自责、求助、幻想、退避等解决生活问题的方式。

	倾向性答案	
1. 能理智地应付困境。	①是	②否
2. 善于从失败中总结经验。	①是	②否
3. 制订一些克服困难的计划并按计划去做。	①是	②否

续表

	倾向性答案	
4. 常希望自己已经解决了面临的困难。	①是	②否
5. 对自己取得成功的能力充满信心。	①是	②否
6. 认为"人生经历就是磨难"。	①是	②否
7. 常感叹生活的艰难。	①是	②否
8. 专心于工作或学习以忘却不快。	①是	②否
9. 常认为"生死有命，富贵在天"。	①是	②否
10. 常常喜欢找人聊天以减轻烦恼。	①是	②否
11. 请求别人帮助自己克服困难。	①是	②否
12. 常只按自己的想法做，且不考虑后果。	①是	②否
13. 不愿过多思考影响自己情绪的问题。	①是	②否
14. 投身其他社会活动，寻找新寄托。	①是	②否
15. 常自暴自弃。	①是	②否
16. 常以无所谓的态度来掩饰内心的感受。	①是	②否
17. 常想"这不是真的就好了"。	①是	②否
18. 认为自己的失败多系外因所致。	①是	②否
19. 对困难采取等待观望、任其发展的态度。	①是	②否
20. 与人冲突，常由对方性格怪异引起。	①是	②否
21. 常向引起问题的人和事发脾气。	①是	②否
22. 常幻想自己有克服困难的超人本领。	①是	②否
23. 常自我责备。	①是	②否
24. 常用睡觉的方式逃避痛苦。	①是	②否
25. 常借娱乐活动来消除烦恼。	①是	②否
26. 常爱想些高兴的事来自我安慰。	①是	②否
27. 避开困难，以求心中宁静。	①是	②否
28. 为不能回避困难而懊恼。	①是	②否
29. 常用两种以上的办法解决困难。	①是	②否
30. 常认为没有必要那么费力去争成败。	①是	②否
31. 努力改变现状，使情况向好的一面转化。	①是	②否
32. 借烟或酒消愁。	①是	②否

续表

	倾向性答案	
33. 常责怪他人。	①是	②否
34. 对困难常采用回避的态度。	①是	②否
35. 认为"退后一步自然宽"。	①是	②否
36. 把不愉快的事埋在心里。	①是	②否
37. 常自卑自怜。	①是	②否
38. 常认为这是生活对自己不公平的表现。	①是	②否
39. 常压抑内心的愤怒与不满。	①是	②否
40. 吸取自己或他人的经验去应付困难。	①是	②否
41. 常不相信那些对自己不利的事。	①是	②否
42. 为了自尊，常不愿让人知道自己的遭遇。	①是	②否
43. 常与同事、朋友一起讨论解决问题的办法。	①是	②否
44. 常告诫自己"能忍者自安"。	①是	②否
45. 常祈祷神灵保佑。	①是	②否
46. 常用幽默或玩笑的方式缓解冲突或不快。	①是	②否
47. 自己能力有限，只有忍耐。	①是	②否
48. 常怪自己没出息。	①是	②否
49. 常爱幻想一些不现实的事来消除烦恼。	①是	②否
50. 常抱怨自己无能。	①是	②否
51. 常能看到坏事中有好的一面。	①是	②否
52. 自感挫折是对自己的考验。	①是	②否
53. 向有经验的亲友、师长求教解决问题的方法。	①是	②否
54. 平心静气，淡化烦恼。	①是	②否
55. 努力寻找解决问题的办法。	①是	②否
56. 选择职业不当，是自己常遇挫折的主要原因。	①是	②否
57. 总怪自己不好。	①是	②否
58. 经常看破红尘，不在乎自己的不幸遭遇。	①是	②否
59. 常自感运气不好。	①是	②否
60. 向他人诉说心中的烦恼。	①是	②否
61. 常自感无所作为而任其自然。	①是	②否
62. 寻求别人的理解和同情。	①是	②否

三、个性特点评估

个性特点评估主要运用艾森克人格问卷（EPQ）、心理健康测查（PHI）或明尼苏达多相人格测验（MMPI）等方式进行，以了解失眠者的人格特点，为深度的心理治疗提供参考。

有下面几种人格障碍者比较容易受各种刺激的影响而出现失眠。

1. 焦虑型人格障碍者

这类个体经常：

·感到内心紧张和忧虑；

·存在自我敏感、不安全感及自卑感；

·对遭排斥和批评过分敏感；

·不断追求被人接受和受到欢迎；

·惯于夸大生活中潜在的危险因素；

·因"稳定"和"安全"的需要，生活方式受到限制。

2. 情绪不稳定型人格障碍者

这类个体往往：

·情绪不稳定，易与他人发生争吵和冲突，特别是在冲动行为受阻或受到批评时；

·有突发的愤怒和暴力倾向，对导致的冲动行为不能自控；

·对事物的计划和预见能力明显受损；

·不能坚持任何没有即刻奖励的行为；不稳定的和反复无常的心境；

·自我形象、目的及内在偏好（包括性欲望）紊乱和不确定；

·容易产生人际关系的紧张或不稳定，时常会出现情感危机；

·容易出现自杀、自伤行为。

3. 表演型人格障碍者

这类个体经常表现出一种夸张的情绪与注意力吸引模式：

· 如果自己不是注意的焦点将感到不适；

· 与他人交往过程中经常表现出夸张的行为特点；

· 情绪多变；

· 对自身外表持续不断地关注；

· 说话方式给人印象深刻，但内容空洞；

· 展现出戏剧化、夸张的情绪表达；

· 受暗示性强；

· 考虑与他人关系的亲密程度高于实际情况。

4. 强迫型人格障碍者

这类个体往往：

· 做任何事情都要求完美无缺、按部就班、有条不紊；

· 不合理地要求别人也要严格地按照他的方式做事，否则心里就不痛快，对别人做事不放心；

· 犹豫不决，常推迟或避免做出决定；

· 常有不安全感，穷思竭虑，反复考虑计划是否恰当，反复核对检查，唯恐疏忽和差错；

· 拘泥细节，甚至生活小节也要"程序化"，不遵照一定的规矩就会感到不安或要重做；

· 完成一项工作之后常缺乏愉快和满足的体验，容易悔恨和内疚；

· 对自己要求严格，过分沉溺于职责义务与道德规范，无业余爱好，拘谨吝啬，缺少友谊往来。

第四章

治疗失眠的常用非药物方法

谁靠药物活着，谁就活得可怜。

——罗·伯顿

　　来访者，女性，32岁，因失眠8年求治。来访者自8年前结婚开始即失眠。以入睡困难、多梦为主要表现。与公公婆婆住在一起（房子是公婆的），家务主要靠公婆打理，与婆婆关系不好，认为婆婆与隔壁的人串通起来欺负她，目的是要把自己赶走。曾因与丈夫闹矛盾回娘家住了一段时间，觉得隔壁的人对她也不友好，看不起她，喜欢打听她的私事。觉得最好是搬走去单独住，但一直没有搬，主要是因为老公是家中独子，自己的经济实力也不够。

　　来访者经常无所事事，认为自己身体太差，应先把身体养好，说："只要睡眠治好后就搬出去，找一份工作，省得受窝囊气。"医生建议她适当劳动，做做家务也行，她说："我朋友的家庭都是婆婆做家务，丈夫赚钱养家。"

　　心理评估提示其除存在躯体化、强迫、焦虑症状外，还存在疑心、病态人格、兴奋状态等人格因素。

　　来访者8年来服遍各种治疗失眠的药物，就诊过的医院在10家以上，看过的"名医"不下50位，但失眠症状仍反复出现。最近半年服用抗精神病药喹硫平和心境稳定剂碳酸锂来治疗，睡眠有所改善，但两个月前出现情绪低、疲劳等现象，甲状腺功能检查提示：亚临床甲减。考虑是药物所致，遂同意其逐渐停用药物，改为进行心理治疗。最终经认知行为疗法联合正念疗法治疗而愈。

　　有心理治疗临床经验的人很容易看出，该来访者的失眠只是表象，不可能用药物彻底解决。如果进行心理分析，或许还能发现她的潜意识是在利用生病来"控制"家人，但她付出的代价也非常大——长期服药、内心痛苦、人际关系不好，以及出现了药物性的甲状腺病变。

　　治疗失眠的临床经验告诉我们，不管失眠的原因是什么，首选的治疗方法是非药物疗法。如果考虑用药物治疗，也必须在非药物疗法的基础上进行。

　　下面介绍几个治疗失眠常用的非药物方法。

培养良好的睡眠卫生习惯

　　昨晚，我又睡不着了，可是我并不像以前那么着急，而是按包医生教我的办法练习"想象放松"：

　　静静地仰卧在床上，闭着眼睛，想象自己正躺在海边的一个沙滩上，沙粒细滑而柔软，平静的海面波光粼粼。温和的阳光洒满全身，舒适而惬意。轻缓的微风吹过，浑身产生了一种暖洋洋的感觉。渐渐地，我的身体变得越来越轻柔，开始与宁静的海面融为一体。躺在大自然的怀抱中，心中非常平静……不知不觉，我睡着了，还做了个美梦。

　　这是一位来访者写在日记中的内容。失眠的读者们，你试过类似的治疗办法吗？如果没有，那就去试试吧。

　　长期治疗失眠的临床经验告诉我们，使用任何治疗失眠的方法都必须以培养良好的睡眠卫生习惯为前提，换句话说就是，睡眠卫生教育是失眠治疗的基石。概括而言，下面几条睡眠卫生习惯是所有失眠者必须遵守的：

　　1. 卧室安静，光线与温度适当。床铺应当舒适、干净且柔软度适中，枕头高度适中。

　　2. 限制床的功能，只用于睡觉和性生活，尽量避免在床上读书、看电视、看手机、听收音机或聊天斗嘴。

3. 保持每天规则的、适度的运动，有助于睡眠。运动最好安排在午后和傍晚，但避免在睡前（一般指睡前 2 小时内）做剧烈运动，否则会影响睡眠。

4. 不要在傍晚以后大量饮酒、咖啡、可乐、茶及吸烟，可适当增加龙眼、莲子、百合、大枣等安神食物的摄入。

5. 不要在睡前大吃大喝，太饱或太饿上床睡觉都不是好的习惯。

6. 睡前 1 ~ 2 小时，最好抛开一切计划。倘若你躺在床上还需要思考当日所做之事或次日应做之事，那你应该在上床前处理完这些分心的事情。列出清单，写出你的担忧及可能的解决方法，以便你无须时时提醒自己该做的事。睡前半小时最好不要使用手机，不做高度投入精神的事情，让"心"自然地静下来。

7. 不要怕做梦。做梦不是睡眠不好的标志，做梦是睡眠时脑的一种正常的活动。

8. 睡不着的时候，不要经常看时钟，也不要懊恼或有挫折感，应该放松身体，自由冥想（如海洋、沙滩、天空、草原）。

9. 追求质量，而非数量。6 小时的优质睡眠比 8 小时的低质睡眠能使人体得到更好的休息。请别认为必须躺 8 小时，若 6 小时，甚至 5 小时或更少的时间便可以使你充足电，那么暗自庆幸吧：你不是失眠患者，而是天生的短时睡眠者！睡眠的好坏，应该以是否消除了疲劳、精力是否充沛来评判。一般来说，只要你第二天感觉精力充沛，就表明睡眠质量高，是健康的睡眠。如果花很多时间辗转在床上等待睡眠迟迟不来，心里的懊丧自不必说，睡眠的质量也会因情绪的干扰而降低。

10. 尽量不要随意打乱自己的生物钟。如果存在失眠，午睡时间则不宜太长，只可小睡 30 分钟。

11. 不熬夜。现在有很多人得了"熬夜病"，因为工作任务或娱乐节目而到零点或零点之后才睡觉。这实际上错过了睡眠的黄金时段。中医根据人体阴阳变化与天地自然阴阳变化"天人合一"的理论，强调要睡"子午觉"；现代医学也证明，子时（指 23:00 ~ 1:00）是一般人的核心睡眠时间，对健康特别重要。从本书第二章的睡眠周期图中也可以看到，深睡眠主要出现在夜间睡眠的早期。这些理论与研究结果告诉我们：避免晚睡很重要！因此，要想在子时睡好，就必须在子时以前上床。

12. 不睡懒觉。有些人好睡懒觉。其实睡眠不能储存，睡多了也没用。相反，早晨赖床往往会造成头昏、疲惫不堪、睡眠不足的感觉。中医认为早晨 5:00 ~ 7:00 是人体肠胃活动最旺的时候，人体需要把代谢的废物排出体外，此时如果不起床，大肠得不到充分的活动，就无法很好地完成排浊功能。历史上许多伟人都有四五点钟起床的习惯，比如华盛顿、拿破仑、康熙皇帝等，当然并不推荐这么早就起床。

《黄帝内经》对人体的睡眠有这样一段论述："阳气尽，阴气盛，则目瞑；阴气尽而阳气盛，则寤矣。"此句经文实际上说明了人体的睡眠觉醒规律，也就是应早睡早起。古时照明工具少，夜间娱乐项目少，失眠的问题也就少。现代医学证明，早睡早起的人相对来说精神压力较小，不易患精神类疾病。当然并不提倡早晨太早就出去锻炼。

纠正失眠的错误认知

来访者，男性，45 岁，因失眠求治。来访者自诉已经连续 1 周睡不着了，因为接下来的一天，他要面对一场商业谈判。昨晚凌晨 2 点还没睡着，不断地在床上辗转反侧，脑子里不断跳出："天天睡不着，不仅身体会垮，接下来的谈判肯定会失败。"他为此感到焦虑、沮丧、心跳加速。他跟医生说："今晚肯定又是一个不眠夜，希望医生能提供帮助睡眠的药物。"医生问他："你凭什么认为今晚就睡不着呢？明天谈判会很糟糕呢？"来访者说："因为昨晚没睡着啊！"

失眠的你是否有类似的想法呢？心理学把这种现象称为认知曲解，许多失眠者久治不愈往往与错误认知有关。

认知疗法治疗家认为，我们的思维、情绪、行为、生理反应和环境是彼此相关的。对于一件事情的发生，我们会有自己既有的思维模式，又会结合他人的经验去认识和处理，不同的思维模式产生不同的情绪和行为反应。有时候我们做出的反应过于激烈，使自己的内心无法平静下来，影响了日常生活，更有可能会持久性地影响今后的认知模式，不但令问题得不到有效的解决，而且还会出现预期的不安。

因此，识别出你对睡眠有哪些错误认知，着力于改变不合理的思维模式的认知疗法对失眠的治疗具有积极的意义。

下面介绍失眠者常见的正确认知及错误认知，读者可对照自己的情况进行改正。

一、"如果……怎么办？"的担忧

失眠者经常有如下的担忧："如果今晚睡不着怎么办？""如果明天坚持不了工作／带不了孩子／考试考砸了怎么办？""如果休息不好，身体垮了怎么办？"……

我们称这种想法为"目的震颤"，它会引发你身体的不良反应，就好像你担心的事情真的发生了一样。当你或战斗或逃跑的应激系统被启动以后，就会处于警觉状态，真的可能睡不着了。不仅如此，你的局势可能会进一步恶化，"我今晚睡不着怎么办？"会转变成"因为疲劳／生病，我把工作弄错／带不了孩子／考试考砸了怎么办？"

　　请你记住，你没有想着呼吸，但呼吸仍在进行；你没有想着心跳，但它按自己的节律仍在跳动；你没有想着吞咽，却吞咽自如。睡眠亦是如此，因为它是我们人类与生俱来的。担心它只会让它更加糟糕，担心睡眠会诱发消极的情绪和生理感受，从而会导致不当的行为。

　　你的任务就是重新发现自然的睡眠节律，让睡眠成为一种自发的行为。

二、灾难化想法

　　与"如果……怎么办？"的担忧类似，灾难化想法是指你相信已经发生的或者即将发生的事情是如此的糟糕和难以忍受，以至于不能承受。失眠者经常有"睡不好会加快衰老""睡不好会皮肤粗糙""睡不好会生病""睡不好会应付不了学习/工作/生活""长期睡不好就会死"等灾难化想法。

　　不可否认，睡眠确实重要，但人们往往会受一些信息的影响而夸大了失眠的后果。因而一旦出现睡眠不好就非常害怕，越担心就越睡不着，导致失眠持续存在。

　　其实，偶然的失眠是正常的，尤其是面临一些令人烦恼的现实问题时，出现失眠是常见的，这时只要积极地处理所面临的问题，失眠就自然会慢慢好转。即便在处理问题过程中，睡眠不佳，其对人体的危害也不大。

三、错误归因

　　与灾难化想法类似，失眠者倾向于将精神不好、疲劳、身体不舒服、工作表现不好等错误地归因于失眠。他们经常说："今天特别疲劳，都是因为昨晚没睡好""今天上课听不进去/工作中出了些错，都是因为近期睡眠不好""最近经常感冒，免疫力下降，都是长期失眠导致的""今年的业绩完成得不好，都怪我的睡眠问题""睡不好，头晕死了"……

事实上，导致疲劳不适的根本原因是人们在面临压力或生活事件时的紧张不安、内心冲突、焦虑抑郁等情绪，失眠也只是这些情绪所导致的结果之一。其他后果亦是如此，不一定与失眠有直接关系。

许多研究者在分析了大量的科学证据后提出，至少在短期内我们对睡眠不足有强大的抵抗力，而且没有研究支持夜间睡眠欠佳会对日间表现产生明显的不良影响，甚至长期失眠也只会让人感到疲倦而已，并不会有太多其他影响。在一项实验中，一位研究对象连续 11 天没睡觉，在此期间，他虽然变得越来越烦躁和困倦，但从未产生过幻觉，最后爬上床之后，睡了不到 15 小时，醒来觉得一切正常，没有任何不良反应。

如果你觉得这是特例，那么请看证据充足的研究结果：对大多数人来说，只要保持 70% 的正常睡眠（即平常 8 小时的人仅睡 5.5 小时左右），就仍然可以保持思维敏捷、记忆力以及解决问题的能力。例如，有一项研究以大学情侣为对象，8 个月内将被试者的睡眠逐渐减少到每晚 5.5 小时；另一项研究将大学生的睡眠时间限制在 5.5 小时，时间长达两个月。结果发现，睡眠不足并没有对被试者的认知、行为和生理机能造成明显损害。

因此，失眠的你要学着不将所有的不幸都归因于失眠。

四、绝对化思维

绝对化思维又称两极化思维，指你以"全或无"的方式来看待事件或人。

有这种思维的失眠者要么认为"我睡得很好"；要么认为"我睡得很差"，他们的口头禅往往是"我这几个晚上彻夜未睡／未曾合眼"。

事实上，睡眠没有那么大的魔力。睡眠不好也可以有美好的一天，睡眠好也可能会遇到糟糕的一天。这就是生活，像"塞翁失马"的寓意一样，在太阳底下站着总有阴影。

五、过度概括化思维

过度概括化思维在只有少量信息的情况下就对整体做出消极预测，把一个消极事件的潜能无限放大。

失眠者的过度概括化思维有"我再也睡不着了""失眠使我生病"。

事实上，一晚上没睡好不代表一个星期睡不好。你可以根据自己的睡眠日记去比较，经历一个睡眠糟糕的夜晚之后，第二天白天你是如何表现的，很有可能表现得不错。事实上，临床上就有不少失眠来访者表示"白天做事影响倒是不大"。

六、预测未来的思维

预测未来的思维，又称"自我预言"，指你对未来进行预测——事情会变得更糟或者前面有危险。

失眠者预测未来的思维常见的有："今天肯定又睡不着""下次遇到'刺激'时，我还会睡不着""我昨晚只睡了 5 小时，今天肯定不能好好工作 / 学习"。

这就像自我催眠或自我暗示一样，如果你给自己消极的暗示，那么所有的行为都会在不自觉中朝向该结果的方向"努力"，结果是真的出现失眠或糟糕的表现。

有位心理学家曾于某次体操比赛前测试运动员的焦虑水平。结果发现无论是得胜者还是失败者，在赛前的焦虑程度是一样的，其差别仅仅在于是否懂得去应付压力。那些后来表现不好的运动员把注意力全部放在了担心上，担心自己表现不好该怎么办，陷入一种恐慌状态。而后来表现良好的运动员，一般都不去想这些，而是把注意力放在自己要做的事情上，所以克服了焦虑。

由此可见，昨天是否睡好与今后的睡眠及生活无关，我们唯一需要做的是"安住当下"，做该做的事。

七、贴标签的思维

贴标签是指你给自己或他人以整体的负性评价。

失眠者往往会说"我是个失眠症者"，而不是说"我被失眠困扰了"。前者把自己和失眠等同了起来，而后者认为自己和失眠是不同的。

其实，我们"人"不可能与任何疾病、身体、工作、地位、财富等东西等同。认清这一点，尽管睡不好，心里也不会那么痛苦。

八、低估身体的自我调节功能

失眠者经常会说"我不吃安眠药就睡不着""睡不着身体就会垮""睡不着就做不好工作"。

其实，他们低估了自己身体的能力。我们的身体会根据环境去调整功能。研究表明，安眠药服用6周后往往会丧失疗效，如果你服用安眠药几个月后仍然可以安睡，那是安慰剂效应而非安眠药在起作用。而且，我们的大脑具有强大的功能，在睡眠不足之后，它会自动增加深度睡眠和有梦睡眠的比例来补偿缺失的睡眠。

下面两项研究结果也证明了我们身体中强大的自我调节功能：第一，失眠症患者平均每晚睡5.5小时比睡眠正常者少2小时，但日间表现并不逊于睡眠良好者；第二，只要睡眠时间不低于5.5小时，日间的思维敏捷度就不会受太大影响。

九、做梦是睡眠不好的标志

失眠者经常会说："医生，我一个晚上根本没睡着，都在做梦。"

其实，没有人是不做梦的，梦是大脑休息时的一种特殊的活动状态。梦发生在快动眼睡眠时期，一般情况下，每个人一个晚上会做 4 ~ 7 次梦。至于醒来时觉得自己没有做梦，那是因为受各种干扰而遗忘了。目前的睡眠医学研究认为，梦是正常的生理、心理现象，无梦的睡眠反而将会导致心身异常。当然只要不刻意去剥夺做梦，就不必担心，因为每个人都会做梦。

十、"应该""必须"的思维

"应该""必须"的思维模式是指你倾向于用"应该""不应该""必须"的方式来描述任何事情，倘若事情不如意即会产生挫败、生气、愤恨和不安。

失眠者常见的说法是，"每个晚上必须睡足 8 小时，不然明天没有精神""别人每晚都睡 8 小时以上，我也应该睡足""昨晚只睡了 6 小时，今天中午必须补回来"。

其实，睡眠的时间因人而异，即使同一个体，在不同的时期也会有不同。若是一味以睡眠时数衡量睡眠的话，就只有让自己陷入失眠的泥潭和苦恼中。所以，大可不必太拘泥于有没有睡够 8 小时的理想睡眠时间，关键是要重视睡眠质量。

有时真正睡得不够，即使不去刻意补觉，睡眠 - 觉醒中枢稍后也会很自然地从睡眠时间或睡眠深度上加以补充。所以，如果某天通宵不眠，并不表示第二天非要睡 16 小时去补回损失的睡眠时间。

总之，对睡眠的不正确认知是失眠进一步加重的罪魁祸首。改变认识误区，科学地认识睡眠，而后方能逐渐接纳失眠。其实，若能平静地躺下来，也是很好的休息。睡不着的时候，静静地读一会儿书，或放松地听一会儿轻音乐。整个人放松以后，身体的自我生理保护机制会自动调节睡眠，良好的睡眠自然会到来。

如果失眠的你存在上述错误的想法，那么通过自我辩驳，形成如下的思维会产生积极的效果：

1. 即使睡得很少，我也可能表现得很好。

2. 只要我能与失眠的状态和平相处，最后就有可能会睡好。

3. 早上的感觉不能决定我的一天的感觉。

4. 我需要的睡眠时间并没有所想的那么多。

5. 我迟早会再睡着，哪次不是这样。

6. 只要按心理医生说的做，我会睡得更好。

7. 我的身体可以承受一定程度的失眠。

8. 我需要实事求是地对待睡眠，不要被担忧所困扰。

9. 我可能比想象中睡得多。

10. 我白天的表现不只是受睡眠的影响。

11. 既然之前好几个晚上失眠都熬过来了，相信这次也是可以的。

12. 如果昨晚没睡好，今晚就会容易入睡，因为身体会自我调节。

13. 我白天状况不佳的部分原因是我对睡眠存在错误认知。

14. 没有证据可以证明失眠会导致生病。

15. 大部分情况下，睡不好且最糟糕的情况不外乎白天情绪受影响。

16. 如果睡了 5 个半小时就醒，那核心睡眠也就达到了。

17. 半夜醒、头脑清醒是正常的。

18. 这些方法对别人有帮助，对我也会有用。

训练有利于自然睡眠的行为

昨天晚上，我睡不着觉，头脑中突然跳出一个念头："反正都那么长时间睡不着了，干脆不睡，看自己能撑多久？"然后我就睁开眼睛，轻轻地盯着天花板，没多久，眼皮就累了，轻轻地闭上眼睛，并把注意力轻轻地集中在眼皮上，不知不觉的，我睡了一会儿。不知睡了多久，我醒了，又开始重复刚才的过程，睁开眼睛，轻轻地盯着天花板，没多久，眼皮又累了……就这样，一个晚上，早晨起来，我感觉没有像以前那么糟糕。

原来，解决睡眠问题真的像包医生说的那样，"只需躺在床上静静休息，停止努力让自己睡觉的行为""解决睡眠问题的唯一方法就是停止一切让自己入睡的强迫行为"。这多么像电影《碧海蓝天》中"寻找美人鱼"的过程：

你知道怎么才会遇见美人鱼吗？要游到海底，那里的海更蓝，在那里蓝天变成了回忆，躺在寂静中，你决定留在那里，抱着必死的决心，美人鱼才会出现。她们来问候你，考验你的爱。如果你的爱够真诚，够纯洁，她们就会接受你，然后永远地带你走……

这是一位失眠者写在日记中的内容。失眠的你试过运用行为疗法解决失眠的问题吗？如果没有，你可以试试下文中的各种方法。

一、放松疗法

放松疗法适用于由各种原因引起的入睡困难或夜间醒后难以再睡的失眠者，对伴有焦虑的失眠症效果更好。它通过逐步放松肌肉和精神来诱导入睡，大多数失眠者在实施放松疗法的过程中就睡着了。许多研究证实，放松疗法不仅有如此的生理效果，亦有相应的心理效果。

下面介绍一些我们临床常用的放松技术。

（一）呼吸放松法

呼吸放松法是一种简单易行的使身心放松的方法，除了用来练习放松外，还能够清除大脑中多余的"噪音"，缓解焦虑情绪。如果在睡觉前做就能够有效地帮助入眠。

首先，坐在舒适的椅子上，两脚分开，与肩同宽，两脚平行，两手放在膝盖上，双肩自然下沉，微闭双目，颈要直，头要正，让身体逐段放松。感觉全身像装满米的袋子，现在米都倒出去了，浑身轻轻松松。

然后，慢慢地吸气，慢慢地吐气，运用腹式呼吸能够让身心更容易放松（吸气的时候肚子微微隆起，吐气的时候肚子微微凹进去），有些人习惯用胸式呼吸，那也很好。将呼吸的频率调匀，深吸慢呼，愈慢愈好，只要专注在呼吸上，不要管脑中杂念的来来去去，也不必极力排除脑中杂念，只要不断地将专注力集中在呼吸上，让呼吸的感觉充满你的意识。如此来回几次，自然可以进入极度放松的状态。

每天尽可能长时间地练习这个动作，直到感觉能自然呼吸为止。

（二）肌肉放松法

渐进式肌肉放松法也叫逐步肌肉放松或深度肌肉放松，通过肌肉从头到脚有序地收缩、松弛，从而达到全身心的放松。在进行渐进式肌肉放松之前，最好先做几组收缩－舒张右手臂肌群的动作，体会收缩放松的感觉，学会保持放松，然后按照从头到脚的顺序收缩－舒张每一组肌肉群。

渐进式肌肉放松法的操作可参考下面步骤。

1. 紧握左拳，感受手和臂部的紧张感，5秒钟后放松。

2. 紧握右拳，感受手和臂部的紧张感，5秒钟后放松。

3. 自左腕关节向上弯曲左手，尽量使手指指着肩部，感受手背和前臂肌肉的紧张，然后放松。

4. 自右腕关节向上弯曲右手，尽量使手指指着肩部，感受手背和前臂肌肉的紧张，然后放松。

5. 举起双臂，用力将手指触至双肩，感受双臂肌肉的紧张，然后放松。

6. 耸起肩膀，越高越好，感受肩膀的紧张，然后放松。

7. 皱起额头，感受头部的紧张，然后放松，并略微闭上双眼。

8. 紧紧地合上双眼，再轻轻闭着，感受紧张与放松。

9. 用力将舌头抵住口腔上部，感受口腔内肌肉的紧张，然后放松。

10. 紧闭双唇，感受口腔与下颚的紧张，然后放松。

11. 用力向后仰起头部，感受背部、肩膀以及颈部的紧张，然后放松。

12. 用力低头，尽量将下巴靠住胸部，感受颈部与肩膀的紧张，然后放松。

13. 弓形弯曲背部并离开椅背，双臂向后推，感受背部和肩膀的紧张，然后放松。

14. 做一次深呼吸，并持续一段时间，感受背部和胸部的紧张，吐出空气，然后放松。

15. 做两次深呼吸，持续一段时间，吐出空气，然后放松。

16. 用腹部吸入空气，尽量使其膨胀，感受腹部的紧张，然后放松，感觉到呼吸更加稳定。

17. 收紧腹部肌肉，感受腹部的紧张，然后放松。

18. 臀部用力并压住椅子，感受臀部的紧张，然后放松。

19. 收紧腿部肌肉，伸直双腿，感受腿部肌肉的紧张，然后放松。

20. 双脚脚趾向上，并逐渐抬起双脚，感受双脚和小腿肌肉的紧张，然后放松。

21. 向下弓起脚趾，犹如要将脚趾埋入沙土一般，感受双脚弯曲时的紧张，然后放松。

（三）想象放松法

想象放松法是将注意力转移至悠闲、轻松的想象空间，使呼吸和心跳减缓，肌肉放松，手脚温度上升，身心达到轻松愉快的状态。在该项训练中，你将置身于意念中的大海里，让海水荡去心中的紧张与焦虑。如果你是一个想象力很丰富的人，这个训练方法对你是最适合的。

1. 阳光下的想象

想象自己在一个安全、美丽的室外，并感觉有股温暖的柔风徐徐吹拂你的身体。抬起头，你能看到美丽的蓝天与白云，阳光直接洒在头顶上。

现在想象你能感觉到头顶上的温暖和阳光。你能感觉到它的光芒照耀你的整个身体。当你感觉到这些时，逐步放松身体的每个部位。稍待片刻，将注意力转移到阳光上并感觉它移过右手臂，体验阳光穿透右手手指的温暖，此时，你可以感觉到它的真实。然后逐步放松右手，阳光逐渐地从右手掌移向小臂……然后移动到大臂……然后到肩膀。让阳光的温暖抚慰整个右手臂，你可以感觉到阳光填充和抚慰右手臂的每块肌肉、肌腱和神经，并且你会感觉到右手臂——从指尖到肩膀，都逐步彻底放松了。你会发现自己的焦虑问题解决得越来越彻底……自己变得越来越平静。

现在想象阳光移动到左手臂，想象它照射并抚慰左手，然后感觉它从左手掌逐渐移动到左手臂……抚慰小臂……然后是大臂……然后到肩膀。此时你正逐步放松左手臂的肌肉、肌腱和神经……体会阳光穿透并抚慰整个左手臂的感觉，继续使自己漂移到更深入的安静、平和的状态……体会那种十分安宁和放松的感觉。

然后，想象阳光逐渐移向右腿，让它从脚趾逐渐照射到臀部。当阳光从右脚趾上移到右脚踝时，感受一下阳光的温暖……然后体会阳光到右小腿……然后到右腿膝盖……然后到右大腿……最后到达右部骨盆接近臀部位置。在此过程中，体会阳光穿过并抚慰右腿每块肌肉、肌腱和神经的感觉，这样右腿就会彻底得到放松。

之后将阳光移动到左腿，步骤跟右腿完全一样，让阳光从左脚趾往上移，一直到臀部为止。体会它抚慰和放松脚踝的感觉……然后是左小腿……然后是左膝盖……然后抚慰左大腿的所有肌肉……最终移到臀部。你可以感受到阳光穿过整个大腿每块肌肉、肌腱和神经的感觉，不一会儿，左腿就会彻底放松了。

现在将阳光移动到胃部区域，充分体会阳光的温暖并让其抚慰身体下半部分的每个器官，当胃部和下腹区域完全放松时，体会紧张和压力从身上消失的感觉，并体验胃部和下腹区域逐渐放松的过程。

再逐步将阳光移动到胸部区域，让光线抚慰胸部区域。慢慢地体会整个胸部放松……平静的感觉，体会到胸部逐渐变得完全放松并呼吸更畅快。

现在，逐步将阳光掠过头部，想象阳光抚慰头部的感觉……然后是眼睛周围……然后是下巴。稍待片刻，体会阳光从头顶移向脖子的温暖感觉，放松和释放颈部的每块绷紧的肌肉。不久，你就会感觉到颈部绷紧的肌肉完全放松了，头部和颈部也会逐步彻底地放松。

然后，让阳光移向脊椎骨，一直往下延伸到尾椎骨……感受阳光从上到下移动到尾椎骨的过程。然后想象光线从脊椎骨渗入身体的每个神经，感觉这一过程，恢复并放松涉及的所有神经，当所有神经得到放松时，你就进入了一个深度平静的状态。

让自己逐渐漂移到越来越深入的平静状态……变得越来越轻松。不久后，你会感觉到阳光抚慰身体的每个细胞都逐渐在放松，并且非常平静。

2. 沙滩

想象自己正沿着长长的木质台阶走向漂亮、广阔的沙滩。它看起来就像沙漠一样向远处延伸，看不到尽头。沙粒非常细小，闪闪发光……在光线照耀下显得很白。当你赤脚走向沙滩，让沙粒按摩脚趾，沿着美丽沙滩漫步时，感觉是如此美妙。浪花的咆哮声听起来非常甜美，让你可以忘掉所有的烦恼。看着波浪的不断起伏，水花四溅，大海本身构成了一幅美丽的蓝色画卷……让人轻松、陶醉。看着海面直到地平线，沿着地平线的方向放眼望去，注意观察海平面是如何沿着地球的曲线逐渐向下弯曲的。当你扫描大海时，可以看到长长的海岸线，一叶小舟沿着水面漂荡。所有这些都能令你抛却烦恼而放松。当你继续沿沙滩漫步时，会感觉到清新、带咸味的海风。深吸一口空气……然后呼出……你会感觉到焕然一新的轻松。看着海鸥从头顶上飞过海面……它们随风盘旋时的优美……可以想象，如果人类能够飞翔，那将是什么样的感觉。渐渐地，你会发现在海边漫步时，自己不经意间已经处于完全放松的状态，并且能感觉到海风轻轻吹拂着脸颊，头顶上温暖的阳光已经穿透脖子和肩膀。温暖的阳光让人感觉倍加轻松……逐渐，你会对漂亮的海滩流连忘返。时而不禁发出感叹：多么美妙的一天啊！片刻过后，抬起头，看到海边舒适漂亮的海滩躺椅，走过去……躺在上面充分享受海风、享受自然。在如此舒服的沙滩椅中，所有烦恼都将付诸东流，轻松也就自然而至了。然后，闭上双眼，倾听海浪的声音，波浪一次次冲向海滩。海浪优美的旋律带你走向更深入的平静……带你进入一种安静、平和的美妙境界。

3. 森林

想象自己正漫步于森林深处，周围都是树……有松树、白杨、红杉、橡树……试试在头脑中想象看到这些树。掠过树枝的微风吹拂脸颊，如此优美，让你忘记一切。在这里，还可以闻到森林地表的湿气、泥土和落叶枯枝的气息。现在抬头看看树枝，直到能穿透树枝的缝隙看到蓝天、白云，天空是如此的高远。阳光透过树林的天棚，变成一束束的射线，透过

树枝，射向森林中的大地。而此时，你享受的是阳光透过树枝产生的不可
思议的照射模式和阴影。森林看起来更像一个巨大的原始大教堂……让你
充满平和和对所有生命的敬重。

在远处，可以听到森林中潺潺的泉水，随着步伐的靠近，流水声逐渐
清晰。不久，你就来到山泉边，看着泉水，水流如此清澈。想象自己就坐
在旁边并自由地享受这种境界。你可以坐在树旁一块平整的岩石上，或者
躺在一块草坪上，你可以看到溪流不断创造出的各种激流，奔向大大小小
的岩石。岩石的颜色也各式各样，有褐黄色、灰色、白色，有的甚至穿上
了青苔，你也可以看到水花四溅，相互击打，形成各种漩涡和涡流，水流
的声音如此平静，足以让你飘飘然……感觉也越来越轻松了。

深深吸口新鲜空气然后呼出……你会发现森林的气息非常清新。当
你置身于草地、枯叶或优美的松针形成的软床时，你会忘却所有忧虑和
烦恼……让阳光、声音和美丽树林中的气息充实你，带你进入深深的平
静状态。

二、刺激控制疗法

刺激控制疗法主要适用于严重入睡困难的慢性失眠者。这些人因入睡
困难而往往上床较早，试图强迫自己早早入睡，但实际上却事与愿违，越
想早点睡就越睡不着，焦虑烦躁，以致恶性循环，甚至彻夜不眠。

刺激控制疗法的目的，就是要用重新建立上床与睡眠的关系来纠正入
睡困难。可参照下面步骤实施：

1. 建立卧室与睡眠间的联系

限制卧室的功能，把卧室仅用于睡觉及其相关活动。不要在卧室里看
电视、看手机、工作、学习或煲电话粥。如果在床上读书可以帮助你入
睡，那尽量将时间控制在半小时以内，不要寄希望于读书或看电视的时间

长一些会引起睡意。

2. 保证你上床时正好是困倦 / 昏昏欲睡时

如果你养成了起得较早或睡得较晚的习惯，减少在床上的时间，那么睡前自然会感觉到浓浓的睡意。如果过早上床，你更有可能会睡不着。因为清醒地躺在床上会让你胡思乱想，强迫自己入睡，进而导致大脑更加清醒。

困倦 / 昏昏欲睡的标志：有眼睑下垂、点头打瞌睡、打哈欠或一行字读了好几遍都不明白，等等。但时钟所指的位置、家人上床的时间不能作为上床的指南。

如果上床后 20 ~ 30 分钟内不能入睡，则不要躺在床上瞎折腾，最好起床到其他房间去活动活动，如看书、看电视、做家务等，但要避免进行使人兴奋的活动，如下棋、打扑克等。你也可以坐在床上做一些放松练习、冥想，直到觉得困了再去睡。如果还是睡不着，就不断重复这个过程，直到真正睡着为止。

你也许不想起床，心里想着："再过一会儿，我一定能睡着"或者"睡不着时起来活动，只会更加清醒。"然而，你需要明白，在床上辗转反侧得越久，越勉强自己入睡，只会使自己清醒得更久。

最后强调一点，你必须确保在睡不着时做一些令自己放松的事情，至少是与努力睡觉无关的事情。否则，你只会感到无聊和挫败，加剧失眠。

只要你反复练习刺激控制疗法，就会轻松地睡着。

三、睡眠限制疗法

睡眠限制疗法是通过睡眠限制来提高睡眠效率，进而改善睡眠状况的治疗方法，主要适用于那些夜间常常醒来或睡眠断断续续的严重慢性失眠者。

所谓睡眠效率,是指睡眠时间与床上时间之比,即:

$$睡眠效率=睡眠时间/床上时间$$

其中床上时间是指"关灯"睡觉到早上起床这段时间。可以看出,如果你晚上在床上躺了 8 小时,却只睡了 5 小时,那么你的睡眠效率为62.5%。而睡眠良好者平均睡眠效率为 90%,只有 10% 的时间是处于清醒状态。相比之下,睡眠不佳的人一般平均睡眠效率为 65%,也就是说,有1/3 的时间是处于清醒状态。

许多人认为,区分正常睡眠和失眠的最佳标准是睡眠量(睡眠时间)。所以,失眠者往往会早点上床补觉、白天躺在床上休息。

其实,这是一个误区,区分正常睡眠和失眠的最佳标准并不是睡眠量,而是睡眠效率。因为睡眠效率在睡眠的自我暗示中扮演了主要的角色。睡得好的人在床上的大部分时间都是睡觉,对他们来说,床所发出的暗示是睡眠。但是,失眠者躺在床上时,有大约 1/3 的时间处于紧张、挫败的清醒状态,对他们而言,床所发出的暗示是失眠而不是睡眠。

因此,如果你学会提高睡眠效率的方法,那么床所发出的睡眠暗示就会更强,你的睡眠自然就会改善。

如何提高睡眠效率呢?对失眠者来说,一个重要的技巧就是减少在床上的时间,即睡眠限制。具体可参照如下步骤进行:

1. 先做一周的睡眠日记,包括几点上床、几点睡着、几点醒等(可参照上一章中的方法)。

2. 根据睡眠日记计算出该周每晚的平均睡眠时间和睡眠效率。

3. 以上周平均每晚睡眠时间作为本周每晚可躺在床上的时间,但要固定起床时间。例如,估计平均每晚睡 5 小时,就规定自己每晚 1:00 上床,6:00 起床。

4. 如果本周每晚的平均睡眠效率达到 90% 以上,则下周可提早

15~30 分钟上床，即把上床时间改为 0:30，仍为 6:00 起床；如果睡眠效率在 80%~90% 间，则下周维持原来的时间；如睡眠效率低于 80%，则下周要推迟 15~30 分钟上床。

5. 根据上述原则进行周期性调整，直至达到足够的睡眠时间。

需要强调的是，不管什么时间上床，不论是否困倦，每天都必须在同一时间起床，而且不要在白天打盹儿，更不要午睡。

四、综合行为疗法

对于特别顽固的失眠者，可以综合运用上述几种方法。具体做法如下：

1. 通过睡眠日记，建立每天最少的睡眠量，不要过早上床，仅在有睡意时才上床，而每天起床时间应保持一致。

2. 上床前不要进行兴奋性较强的活动。

3. 不要在床上从事非睡眠活动，如看电视、阅读、进食等。

4. 如 20 分钟内不能入睡，则离开床，当有睡意时再上床。

5. 白天不午睡。

6. 上床后或夜间醒后进行肌肉和精神放松练习。

7. 症状好转后，可逐渐延长睡眠时间，直至恢复正常睡眠。

此外，在实施行为疗法时，在下午和晚上不喝浓茶和咖啡；酒精可破坏睡眠结构，导致夜间觉醒次数增多，所以嗜酒者要尽量减少酒量，更不能拿酒精用于治疗失眠。而且需要个体领悟其方法，坚持操作，方能起效。

失眠的森田疗法

我曾经被失眠问题困扰和折磨十余年。每当预知第二天有重要的事情时，如高考、期末考、出差、开会等，就会自己和自己过不去了。这关系到自己的形象与前途的问题，睡不好就会做不好第二天的事情，形象也差，往往就是这样。最严重的一次是几天几夜完全没有入睡，当时痛苦的心情可想而知。最后我放弃了，这辈子睡不着就算了，最严重的不就是死吗？当我抱着一死的态度时，那天晚上居然睡着了。

从此，每当我睡不着的时候，就顺其自然地躺着，或看些书。即便睡不着也不要紧，缺少几天睡眠对身体影响也不大。我尊敬的一位老师也是如此，每天晚上也就睡四五个小时，第二天精神依然很好。

所以，对付失眠的办法，就是顺其自然，允许自己睡不着，接纳睡不着的状态。因为睡不着也不要紧，反正死不了。

这是一位失眠者在接受森田疗法后的感悟。

森田疗法是由日本著名心理学家森田正马博士创立的一种基于东方文化背景的、独特的、自成体系的心理治疗理论与方法。实践证明，森田疗法不仅是心理治疗的优秀疗法，而且对人生向上的生活也有极大的指导意义。

我们的体会是，如果体验人生的意义和价值成了一个人随时随地的生活目标，那么，失眠问题就没有立足之地了。

一、森田疗法对失眠的解释

根据森田理论，有疑病素质的人，由于某种诱因，其注意力集中于自己的睡眠及相关的身心问题，而且，由于注意力的集中，其感觉会变得更加敏感，注意力也就越来越集中，并最终处于固着的状态，从而形成顽固性的失眠。其中，疑病性素质是根源，精神交互作用对失眠的发展起着重要作用。

二、操作方法

（一）住院治疗

住院治疗主要是借助住院后环境改变这一方便条件，让失眠者按一种特别规定来安排生活。这种生活有助于切断精神交互作用，体验顺应自然的生活态度，分为四期：

第一期为绝对卧床期。要求患者一个人在一个病房内，除吃饭、洗脸和大小便外，禁止会客、交谈、看书报和看电视等一切活动，只能独自静卧。此期的主要目的是在安静的环境中，使患者疲劳的身心得到休息，培养患者对于焦虑等症状的忍耐力，体验烦闷心境和解脱的过程，激发活动的欲望。持续时间约为一周。

第二期为轻作业期。仍然对患者的活动有所限制，禁止谈话、交际和游戏等活动。卧床时间每天必须保持 7 ~ 8 小时，但白天要求到户外活动，接触好的空气和阳光，晚上写日记，以进一步确定患者的精神状态及对治疗的体验。有时也做一些简单劳动，目的是恢复患者精神上的自发性活动。治疗期为 1 ~ 2 周。

第三期为重作业期。要求做一些较重的体力活，并可阅读一些内容轻松的书籍，继续写日记，仍然禁止交际、游戏、无目的散步等活动。在不知不觉中养成对工作的持久耐力，有信心的同时反复体验工作成功的乐趣，让患者自然而然地不再与其焦虑症状做强迫性的斗争，以便让症状自然消失。治疗期约为 2 周。

第四期为社会康复期。允许患者外出进行一些有目的的活动，在实际环境中巩固前三期获得的体验，使患者洞察到自己存在顺其自然的常态，从根本上促发其自然治愈力。治疗期为 1 ~ 2 周。

（二）门诊治疗

门诊治疗多用于症状较轻的失眠者，以定期门诊的方式进行，其治疗方法以言语指导为主，要求失眠者原原本本地接受内心浮现出来的思想和情感，充分体验其感受，将一切思想、情感都看作自然心态，全面接受并肯定其存在，不做任何价值判断。失眠者悟出这些道理后，则要求他逐渐进入现实生活，从当前面临的每件小事做起，学会处理身边事物，摒弃患得患失的观念；凡是自己能做的事绝对不让别人代替。

三、常用术语在失眠治疗中的应用

在森田疗法的理论及治疗实践中，使用了一些特定的术语，这些术语对治疗失眠有着极其重要的指导作用。现介绍如下。

（一）顺其自然

本着"既来之则安之"的态度，允许失眠问题的存在，接纳不适症状的存在，要着眼于自己应该做的事情。

（二）忍受痛苦，为所当为

失眠者常常采取逃避痛苦的态度。例如，因为昨晚没睡好而不去工作，即使在家也不干家务，经常白天卧床。

实践证明，这种逃避的态度永远不可能适应现实生活。要想改变，必须做到无论睡眠状况有多么糟糕，都应该做到忍受痛苦并投入实际生活中，着手做应该做的事情，这样，睡眠状况就可能会在不知不觉中得到改善。

如果不能忍受痛苦，坚持去做自己应该做的事情和从事积极、有效、建设性的活动，那么，失眠问题就永远不可能改善。反之，如果能把原来集中于睡眠问题的精神能量投向外部世界，在行动中体验到自信与成功的喜悦，那么，失眠症状就会慢慢淡化，直到消失。

（三）欲想一浪平一浪，反而逐波叠浪高

意思是说，若想用一浪去平息另一浪，反倒会出现更多的波浪，而且会使波浪更高，根本压不下去。如果要极力去消除失眠问题或努力想让自己睡着，结果反而使自己清醒的时间更长，最后弄得不可收拾。

所以，不要去强行逼迫自己睡觉，而是主动去"做点什么"与睡觉无关的事（最好是有意义的事）；不要光想着治疗失眠，首先要成为一个有益于他人的人，把治病看成一件小事。

（四）外表自然，内心健康

意思是说，只要像健康人一样生活，你就能健康起来。不要总把自己当成病人，啥事也不做。不要认为先消除失眠，然后再恢复到健康的生活，这样做永远不可能有健康的生活。对睡眠如何不要去理会，首先要像健康人一样去行动，这样，睡眠问题也就自然而然地恢复正常。

（五）唯事实为真实

意思是"只有事实才是真实的"。对于失眠问题，我们需要本着实事求是的态度进行分析，排除主观上的"假"，辨明客观上的"真"，使自己的主要经历不耗费在"如何睡觉"上，而是投入地做我们应该做的事。如此，你会渐渐发现，原来失眠本身对我们的生活并没有影响。

失眠的正念疗法

昨夜终于有惊无险地过了一夜。

所谓有惊，其实从昨天黄昏开始，我还是非常担心，不良念头还是不断地飘过来，我当时有些恐慌，只怕被击中，被击倒。就是到了下半夜睡不着的时候，又有对失眠的恐惧，使我有些慌乱。

所谓终于无险，我是在不停地做内观呼吸，即使不良念头如浊浪排空，我都坚持做，有的时候顺利些，不顺利的时候，要几十分钟才能入睡。

现在有些体会到内观呼吸的价值了，它不仅是一种方法，更是一种态度和理念。

这是一位失眠来访者的日记内容，是正念治疗过程中的感受。失眠的读者，你在睡不着时试过吗？如果没有，那就试试吧。

一、正念疗法简介

所谓正念治疗，并不是培养"正确的念头"，而是指以一种特定的方式来觉察，即有意识地觉察、活在当下及不做判断。这一疗法来源于东方的佛禅学，经过西方医学家、心理学家数十年研究，已经广泛运用于身心的疗愈。2007 年，美国国家卫生统计中心发布的调查结果显示，过去的一年中共有超过两千万美国人练习正念。调查人员得知，修习者进行这种练习是为了提高整体健康水平，缓解压力、焦虑、疼痛、抑郁和失眠，或者应对心脏病和癌症等慢性病及其带来的精神压力。

二、操作方法

（一）简易的正念操作方法

对于失眠者的正念操作首先要让患者明白，睡眠不受自主意识控制，每个人都有偶尔睡不着的时候，尤其是当心里有事的时候更是如此。当睡不着的时候先要接受自己当下这个状态，知道这个现象的发生对于你是"正常的"。然后把注意力轻轻地专注于与睡眠无关的对象上，你可以眼睛看着天花板，也可以专注于呼吸，甚至是跟着伴侣打呼噜……不管内心是否出现恐惧、着急或是焦虑，你只是如此去做就行。不管有没有睡着，第二天准时起床做该做的事。

不管你已经失眠多长时间了，还是要按照上述办法去做。

（二）系统的正念操作方法

系统的正念治疗主要运用于顽固性失眠，尤其适用于合并焦虑、抑郁以及存在个性缺陷的人群。

系统的正念操作方法主要为 8 次正念训练（每 1 ~ 2 周一次），包括：

1. 帮助参与者理解"自动导航状态"，鼓励其探索"觉醒"之后可能发生的结果。本周的中心是身体和呼吸的正念，它可以稳定参与者的精神，帮助参与者看清自己全神贯注于一件事情时会出现什么情况。

2. 利用一个简单的"身体扫描"训练方式，帮助参与者区分"思考"和"体验一种感觉"的区别，逐步学会"品味性头脑"和"感觉性头脑"之间的区别。

3. 利用一些基于瑜伽的简单正念运动练习，进一步发展前期训练内容。让参与者更加清晰地观察自己的精神和身体所能达到极限，以及当抵达这些极限时的反应；帮助参与者的大脑与身体重新整合。

4. 介绍一种声音和想法的正念训练方式，逐步向参与者展示"过度思考"对人的影响，使参与者明白——人的思想只是一些脑海中的活动，就像声音一样；帮助参与者学会对自己的想法和感受采取一种"离心"策略，将它们看成是意识空间来来往往的事物。

5. 介绍一种探索困难的正念训练方式，帮助参与者面对（而不是逃避）生活中时不时出现的困难。

6. 将训练的内容进一步展开，探索在日常生活中通过"慈爱禅修"和慷慨行为进行积极培养善意和宽容品质时，消极思维是如何逐步被消除的。

7. 分析我们日常例行工作、活动、行为和情绪之间的亲密联系，让参与者学会利用正念帮助自己更熟练地选择，使自己进入一个良性循环，从而具有更大的创造力和韧性，以及自发享受生活的能力，而不是一厢情愿地期望。

8. 帮助参与者将正念融入日常生活，在自己需要的时候，它就会召之即来。

注：作者已在"禅疗三部曲"——《与自己和解：用禅的智慧治疗神经症》《唤醒自愈力：用禅的智慧疗愈身心》和《做自己的旁观者：用禅

的智慧疗愈生命》中详细论述了有关正念疗法，有兴趣的读者可以去参阅。

三、培养正念生活的理念和能力

1. 具有生存的基本能力，能自食其力，并以此为荣。

2. 具有进行内省／反思的能力，能不断地反思自己的人生，了解自己的优缺点，不断学习并逐渐朝向更有意义的人生之路前进。

3. 具有放慢速度的能力，能认识到生命是一次短暂的历险，品味瞬间的存在感。

4. 把关注的焦点集中在自己所热爱的事情上，时刻保持与自己的价值观协调一致。

5. 对生活和生命的奥秘保持开放，关注人类生存的目标和现实，并尽力与其保持一致。

6. 欣赏生活事件，更多地融入生活，融入世间百态，融入自我。

7. 尊重自己的生命规律，以适当的方式照顾自己的身体，允许它时而健康，时而不健康；时而精力旺盛，时而疲惫不堪。

8. 享受这个世界无偿给予我们的一切，如清泉、空气、花草等，并善待大自然。

9. 对他人有爱心，关注他们的需求以及种种苦难，至少能学会关注和照顾另一个人。

10. 具有质疑的能力，不自以为是和想当然，不盲从。

11. 承认"人生本苦"，把痛苦当作某一时刻的老师，在苦难中创造意义。

12. 承认"世事无常"，对生活的演变保持关注并接受，时刻做好准备，从容应对死亡。

失眠的存在主义疗法

来访者，女性，59 岁。

20 年前儿子患骨癌去世，在兄弟的帮助下，与丈夫从乡下搬到县城，免费住在民政系统的房子里，在厂子里干活，由于能吃苦，与丈夫俩每月能有 4000 多元的收入。女儿已经出嫁，也住在县城。

近 5 年来经常失眠，但不严重，劳累时服些安神补脑液之类的药物，能坚持工作。两年前，所住的房子因为是危房被拆，在兄弟的帮助下住到了厂子里，适当交点房租费。8 个月前，该厂子由于效益不好而倒闭。夫妇俩开始失业，也失去了住所。亲人们建议其回老家，把老房子修理一下，用于养老。

她觉得不妥，一来这样太没面子，会被周围邻居看不起；二来俩老人单独住在乡下不安全，万一生病没人管。因为没有其他更好的办法，所以女儿给其临时租了个房子居住。自此，她的失眠开始加重，原来服用的药物无效。买了助眠器械也没多大帮助，又出现坐立不安，经常一个人在房子里走来走去，内心充满了焦虑。女儿由于工作较忙，也只是周末过来看望一下。

为了寻求解脱，她开始萌生了死亡的念头。有一次从桥上跳下，被周边的人群救起，在当地医院内科住院治疗，诊断患有"抑郁症"，予其舍曲林和阿普唑仑治疗，症状有所改善。出院后转到台州医院心理卫生科就诊。

来访者在做精神检查时显得焦虑，内心充满不安全感，对以后的生活失去信心。经过全面了解情况以后，得知其症状的关键是"对老无所养"的担心，但又反对去养老院。

来访者的女儿告诉医生，说她以前也是租房子住，现在正准备买房，可以考虑买大一些，与父母一起住。这事搞定后，来访者的失眠消失。也不再服用舍曲林和阿普唑仑。复诊时也是精神满满，说自己现在很幸福，与丈夫经常逛公园，中午在保健用的躺椅上休息一小时，女儿一家对自己很好。经过了解，其女儿对她的积极心理暗示用得很好。

可以看出，该来访者之所以失眠加重，是因为她潜意识中的"存在感"受到了威胁。只要"存在性"问题得到解决，睡眠问题自然会随之改善。

存在主义心理治疗的经验告诉我们，睡眠是衡量个体处理孤独、死亡恐惧、自由与限制、无意义等"存在性"困境的绝佳标准。下面进行适当的介绍。

一、存在主义心理学对失眠问题的认识

首先，睡眠困扰就是一个人小心翼翼（没有安全感）的标志，这些人为了保卫自己对抗人生的胁迫，仿佛永远都处于备战状态，害怕失去"自我"。这种情况可以从这类人的睡姿分辨出来：他们多半蜷缩着身体或者把被子蒙盖过头。

其次，死亡恐惧是失眠的重要原因。在希腊神话中，死神塔纳托斯与睡神修普诺斯是孪生兄弟。我们民间也有一句口头语叫"睡得跟死了似的"。心理卫生科的临床经验可以告诉我们，许多失眠症者（尤其是入睡困难者）的潜意识认为睡眠是危险的。正如下面这则西方祷告词所反映的：

> 我现在躺下来睡觉，愿主保佑我的灵魂；
> 若我在醒来前死去，愿主带来我的灵魂。

最后，失眠多见于社会失效和无意义感者。因为他们没有真正重要的事去操心，但又无法忍受生命本身的无意义，所以就开始与自己的睡眠问

题战斗。正如尼采在《查拉图斯特拉如是说》中所说："为着夜间的安睡，必须有昼间的清醒。真的，如果生命原无意义，而我不得不选择一个谬论时，那么，我觉得这是一个最值得选择的谬论了。"

下面借用电影《搏击俱乐部》来说明失眠与"存在性"痛苦的关系：

杰克，一个30岁的白领。他孤独、寂寞、无聊、空虚、失眠，最大的快感来自邮购目录去购买家具。他在一家很大的汽车公司做着事故处理的工作，经常出差去看那些因为车祸而丧命的人们留下的痕迹。还有一个跟所有的部门主管一样刻薄、无能的上司经常找他的茬儿。

许多失眠症者就像杰克一样，无所事事地混在这个充满着无聊和虚荣的世界中。为了逃避虚无感和满足自我虚荣，他会像很多所谓的"精英"人士一样去追求时尚，购买各种各样带牌子的东西或者能够彰显自己身份品味的东西，譬如阴阳图案的桌子、手工做的有瑕疵的盘子等。但是，从长远的眼光看，这只会加重"存在"意义上的"自我感"丧失和无意义。正如该影片中失眠症者所说：

1. 失眠症让我感受不到真实，一切都很虚幻，事情都成了相同的拷贝。

2. 我没有绝症，也没有癌症或是寄生菌，我只是一个小小的中心，周围拥挤的生命的中心。

3. 我每晚都会死一次，可是又重生一次，复活过来。

4. 得失眠症的人无法真正入睡，也没有清醒的时刻。

二、存在主义心理治疗的操作

存在主义心理治疗并不是一种专门的技术，它主要通过对失眠背后的死亡恐惧、孤独、自由与限制、无意义等"存在性"问题进行分析，使失眠者能真诚、敬畏地面对生命的实相。

失眠的精神分析疗法

　　来访者，女性，32 岁，因失眠 5 年求治。经过了解，该来访者还存在家庭问题。她因为前夫生活不检点——他不仅与前任妻子藕断丝连，还在外与其他女性乱搞关系，遂与其离婚，法院把女儿判给了前夫抚养，但她把女儿接到自己母亲家抚养。离婚 2 年后，来访者重组家庭（丈夫带着女儿一起生活）。现任丈夫的生活习惯与前夫相仿，又是酗酒、赌博，又是在外乱搞男女关系，还有偷盗问题。她为此痛苦并失眠。

　　来访者在咨询过程中不断叹气，说自己没有办法，因丈夫录制了她的性爱视频，所以不敢提出离婚或出去告状。经过半年多的心理分析治疗，治疗师发现来访者的潜意识里存在"受虐"倾向，她"希望"用自己的逆来顺受行为来最终"驯服"和"惩罚"男人。

　　失眠的你是否体验过，对于失眠来说，许多时候单纯地治疗失眠是无效的，需要运用精神分析的方法去探索失眠背后的潜意识原因。

　　精神分析疗法亦称心理分析疗法，是现代心理治疗的奠基石，是由西格蒙德·弗洛伊德创立的。其基本理论主要包括意识 – 无意识理论、人格结构理论和人格发展理论。

　　精神分析疗法主要适用于顽固性失眠者，通过自由联想、梦的解析、移情的处理等技术，探索失眠背后的潜意识原因，解决根植于人格中的某些冲突，如：

　　1. 感到控制不住自己的情绪和思想，同时又觉得非控制住不可。

　　2. 由于自我强求或爱面子而感到持续的精神紧张又无法使自己松弛。

　　3. 经常后悔，却悔而不改，老是重复同一水平或同类性质的错误。

4．对未来没有信心，又绝不甘心。

5．模糊而强烈的委屈感。

6．完美主义。

7．不安全感，缺乏照顾自己的能力。

8．自卑与自大的冲突而过分争强好胜或对自己的道德水平估计过高，以道德观念强和富于正义感自负。

9．回避行为。

10．不能坚持自我，过度需求他人认可。

11．过度的控制欲。

12．压抑情感。

13．缺乏人生意义和目标。

由于精神分析疗法的具体操作比较复杂，需要由专业的心理治疗师来操作，在此不作详细介绍。

其他可以促进健康睡眠的一些方法

一、体育锻炼

来访者，男性，54岁，因失眠20余年求治。来访者说他"20年来没睡过好觉"，只要听到哪里有名医就去求治，中药服了上百公斤，西药的种类有数十种，买各种助睡眠的仪器、床铺等也花过上万元，甚至连需要开第一类精神处方的三唑仑也服过，但没有一种方法能彻底帮助他摆脱失眠的折磨。

详细询问病史后得知，来访者的症状以入睡困难为主，伴焦虑和疑病症状。他性格刻板，有强迫倾向。心理健康测查显示：焦虑、躯体化、疑心、病态人格分值偏高。经过协商，来访者表示："反正治了那么长时间也治不好，现在就死马当活马医吧。"他同意进行系统的心理治疗。

　　作者于是花了半小时对他进行睡眠卫生教育，并安排了运动的作业。来访者抱着试试的态度回家。作者第二天早上一上班就接到该来访者的电话，"昨晚吃完晚饭后就出去快走，花了 40 多分钟，走了 5 公里，出了一身汗，回家后洗了 45 分钟的热水澡，喝了些水，抱着不睡的决心，在 10 点时带着一堆报纸上床，结果是，在不知不觉中睡着了，还做了个美梦"。

　　失眠的你读了之后有什么感想呢？你们是否还坚持说："我昨晚没睡好，太累了，动不了。"实践证明，只要你动起来，把平时用于与失眠做斗争的力气花到运动上，那么，睡眠自然会改善。

　　研究表明，每天进行适当的体育锻炼，可促进血液循环，增强呼吸功能，增加氧的消耗，改善新陈代谢，提高机体免疫机能，使体质得以增强，健康状况得以改善，可以从根本上预防疾病。体育锻炼还能改善人的精神 / 心理状态，愉悦放松的心情对建立健康睡眠非常有益。

　　那么，怎样进行体育运动才更有利于睡眠呢？一般来说，不经常运动的人开始时不宜进行剧烈的运动，运动量也不宜太大，以免过度疲劳，身体不适应，反而影响睡眠。对多数人来说，应先从走路、做操开始，走路要尽可能走得快些，而不是散步，要逐步加快速度，以便使肌肉、心脏和肺脏都能得到充分的锻炼。

　　有睡眠研究者认为，下午 4 点至 8 点之间运动效果最好，轻中度运动比大运动量效果好。尽管有人报告说，晚上运动对睡眠有一定的干扰作用，但多数人回答，晚上运动对其睡眠也是有利的，尤其是睡前 2 ~ 3 小时进行一定的运动，然后泡个半小时以上的热水澡，可以促进并加深睡眠。

　　不过，晚上运动的时间也不要离睡眠时间太近，且不宜过于剧烈，否则将适得其反。除走路、做操以外，失眠者也可根据自己的爱好选择游泳、骑单车、打太极拳、跳绳、慢跑等体育活动。这些运动都能排遣过于紧张的情绪，使身体恢复正常的状态，易于入睡。

需要强调的是，运动时要好好地去体验运动的过程，而不可抱着"运用运动来治疗失眠"的想法，否则，就可能出现"临时抱佛脚，越抱越蹩脚"的局面，导致失眠加重。

二、音乐疗法

实践证明，音乐有不同程度的镇静、镇痛、降压作用，能使人心平气和，消除不安和烦躁。所以，让失眠、情绪紧张者听舒缓的民乐、轻音乐等，可以使其情绪平静、放松，继而安静入眠。

这里推荐一些能改善失眠的曲目：《二泉映月》《良宵》《平湖秋月》《高山流水》《太湖美》《江南好》《海滨之夜》《秋思》《小草》《摇篮曲》《平沙落雁》《春江花月夜》《仙女牧羊》《仙境》等。

需要注意的是，听音乐时需要用心去欣赏，把自己投身进音乐里，不可采取功利的态度去听音乐，否则越听越心烦。

三、睡前足浴

我国有首民谣云："春天洗脚，升阳固脱；夏天洗脚，暑湿可祛；秋天洗脚，肺润肠濡；冬天洗脚，丹田温灼。"此民谣简练地道出了四季洗脚的益处。

为什么睡前洗脚具有催眠及健身作用呢？现代医学认为：人的脚掌上密布着许多血管，用热水洗脚能使脚部毛细血管扩张，血液循环加快，供给脚部更多的养料，使脚腿部新陈代谢旺盛。热水有温和的刺激作用，由于脚掌上无数神经末梢与大脑紧密相连，刺激脚心上的神经，可对大脑皮层产生抑制，使人感到脑部舒适、轻松，不仅能加快入睡，使睡眠加深，还可有效地消除一天的疲劳。

泡脚，水温以 42 ~ 45℃且暖和舒适为宜，要边洗边加热水以保持水温，1 次约 15 分钟。出盆后用干毛巾轻快地搓擦并按摩脚趾和掌心，其催眠效果会更佳。

需要注意的是，进行足浴时要学会体验躯体的各种感觉，而不是一边泡着脚，一边想着睡眠问题。

四、光照疗法

光照疗法是运用特殊的光照调节人体褪黑素的分泌，对睡眠障碍、季节性抑郁有效。现代人往往缺少沐浴阳光的时间，造成白天光照不足，而夜生活的丰富导致夜间光照过强。人在有阳光或灯光照射时不容易有睡意，一旦在黑暗环境里，就容易产生困意。

因此，我们平时可以培养早起的习惯，利用多晒太阳来调节机体的生物节律，进而帮助改善自己的睡眠状况。

五、改变饮食习惯

改变饮食习惯，尽管不会马上让你睡觉，但如果能持之以恒，就会有助于保持身心安宁，帮助入眠。

（一）需要避免的食物

1. 咖啡因

咖啡因是一种兴奋剂，能增加心率，促使身体分泌肾上腺素，抑制褪黑素水平。许多人都知道茶和咖啡中含有咖啡因，这两种食物对睡眠不利，但很少有人知道巧克力和某些药物中亦含有咖啡因。所以睡前 4 ~ 6 小时内，请停止食用含咖啡因的食物。

当然，早上喝咖啡对睡眠是没有任何影响的。

2. 尼古丁

尼古丁也是一种兴奋剂，它能唤醒你的神经系统，提高呼吸频率、心率和血压。研究表明，与不吸烟者相比，烟民要花更长时间入睡，而且睡得更少。

因此，如果你睡眠不好，请尽量戒烟。

3. 酒精

许多人因睡眠不好而睡前喝点小酒，貌似可以让你放松。其实，酒精会导致睡眠质量不好，使睡眠断断续续，而且会导致醒得很早，并难以再入睡。此外，酒精是一种利尿剂，会导致晚上起夜增多。

所以，睡前 4 ~ 6 小时内，请不要喝酒。

4. 其他食物

（1）高糖分和高精制碳水化合物的食物会增高血糖，造成能量爆发，干扰睡眠；

（2）可能会让人放屁、胃部不适、消化不良的食物，如脂肪含量高或辛辣的食物、蒜味浓的食物、大豆、黄瓜、花生等；

（3）味精太多的食物也会影响睡眠。

（二）有利于睡眠的食物

1. 奶制品

奶制品中含有褪黑素和色氨酸，而色氨酸可转化为血清素，从而帮助睡眠。

2. 富含蛋白质的食物

火鸡、鸡肉、牛肉等都含有色氨酸，而三文鱼和青鱼包含 ω3 脂肪酸（DHA），它们都可促进褪黑素的分泌，进而帮助入睡。

3. 水果

香蕉可以促进血清素和褪黑素的分泌，而且包含能让肌肉放松的镁。

莓类也不错，富含抗炎的维生素和褪黑素。

4. 坚果

富含褪黑素，尤其是核桃。有研究显示，在食用核桃后，人的褪黑素会增加 3 倍。

5. 其他食物

藕、莲子、红枣、百合、桂圆、灵芝、香菜等均有安眠和缓解焦虑的作用。

第五章

失眠的心理治疗案例选析

第五章

失眠病人首先需要学习刻意结束白日（指意识、理性、理智等左脑思维方面的内容），才能把自己交托给夜晚及其法则（指无意识、感受、非理性等右脑思维方面的内容），进一步需要学习加入无意识，努力找出恐惧的来源。对他们而言，无常和死亡是重要的主题。失眠病人缺乏自然的信赖与自我降伏的能力，他们过于认同"实行者"，而不愿放下自我……所以，与生命黑夜面的和解是绝佳的安眠药。

——托瓦尔特·德特雷福仁

前面几章详细地介绍了失眠的治疗并非服用安眠药物就能解决，本章将以五个失眠者的心理治疗案例为蓝本，进一步强调探索失眠背后的深层次原因，以及把失眠问题还原为生活问题和人生问题在疗愈失眠中的重要性。

失眠的认知行为治疗案例

一、临床特点及治疗经过

第 1 次就诊：

来访者因反复睡眠不太好多年、加重 2 个月而来就诊。

李先生，男，40 岁，家有母亲、妻子和 10 岁儿子，有 1 个妹妹（已经成家），家庭和睦。白手起家，经营一家小企业多年，而且经营得越来越好。

多年来晚上睡眠不太好，睡眠浅、多梦，但总体也还能应付。近 2 个月来因厂里的行政检查多、订单紧急等这些问题而觉得压力大，同时妻子因外伤住院需要照顾，所以使其症状加重。晚上，他在医院陪夜就根本睡不着，即使妹妹帮忙去医院照顾妻子，他在家里时也很难入睡。对于睡不好很苦恼，觉得晚上醒着太煎熬了，脑子想东想西停不下来，第二天非常疲惫，还要处理厂里的很多事情，一旦遇到什么事情就很容易紧张、心烦，觉得精力不足，有时特别惊慌、要崩溃的感觉，很悲观，渐渐地从傍晚就开始担心晚上睡不着怎么办了。于是去诊所配了安眠药，吃了药想得少点了，睡眠稍微改善，但是还不理想，又怕药吃多了对身体不好，有时就不吃，不吃药的时候就做梦、烦躁。还出现了肩膀酸痛、两肋处按压痛，去医院体检没有发现异常。于是在网上反复搜索与睡眠相关的信息，经常看养生节目，购买中成药或保健品。希望自己尽快调整好，回到以前的自信状态。

来访者平时一般在 22:00 上床睡觉，翻来覆去要几个小时才能睡着，睡着之后做梦较多，容易醒，醒后再入睡困难，早上 4 点半醒来后就无法再睡着了，7 点起床，白天精神不好，疲惫，犯困，中午会躺床上半小时，但是也睡不着，有时会坐在办公室眯一会儿，几乎整天在厂里处理各种事情，近期开始厌烦这些工作。

初步交谈后，对其进行心理评估，结果显示：

（1）90 项症状清单（SCL-90）：总分 193 分，其中躯体化、人际关系敏感、抑郁、敌对、恐怖、偏执 6 个因子分为轻度症状，强迫状态和焦虑因子分为中度症状，其他因子分（包括睡眠和饮食）为重度症状。

（2）心理健康问卷（PHI）：躯体化和焦虑因子分轻度升高，为 13/31模式，提示神经症性人格特征倾向。

（3）匹茨堡睡眠质量指数问卷：主观睡眠质量总分 3 分（主观睡眠质量非常差）、睡眠潜伏期总分 3 分（睡眠潜伏期非常长）、睡眠持续性总分3 分（睡眠持续性非常短）、习惯性睡眠效率总分 3 分（习惯性睡眠效率非常低）、睡眠紊乱总分 2 分（睡眠紊乱比较多）、使用睡眠药物总分 1 分（使用睡眠药物比较少）、白天功能紊乱总分 1 分（白天功能紊乱比较少）、影响睡眠的其他原因（想得多）、睡眠质量指数总评16分。

该来访者主要症状为睡眠问题，有工作和生活上的诱因，同时也有性格方面的原因，此外他对失眠的苦恼、担忧、烦躁，导致其症状持续下来，甚至加重。给予其以下处理：

1. 心理支持：建立良好的治疗关系，对来访者目前的状况予以理解、解答困惑，介绍病情，提出了可供选择的治疗方案，包括药物治疗和认知行为治疗，与其探讨。该来访者表示自己反感药物治疗，希望通过心理治疗来改变自己的状况，于是向其介绍了认知行为治疗的主要理念，并告知在治疗的早期，症状不一定改善得那么快，甚至会出现症状加重的情况。来访者表示尽管很希望自己快点好，但是如果这种方法能够更彻底地帮助自己，还是愿意接受。最后商定逐渐减量使用安眠药至停用，并进行心理治疗。

2. 认知疗法：帮助来访者去觉察自己的观念、行为、感受、症状之间的联系，分析不合理的信念，意识到自己在经历一些生活事件时出现的失眠是一个常见的反应，只是自己太过于关注失眠的危害了，对失眠的过度恐惧、对睡眠的急切追求，以及对身体健康的过分担忧，导致失眠状态持续了下来，要鼓励来访者去挑战这些信念的合理性。

3. 进行渐进性肌肉放松训练。

4. 布置下一周任务：在生活中觉察并纠正自己的不合理信念，每天进行放松训练20分钟，然后记录睡眠和行为日记。

第2次就诊：

来访者表示前几日想到医生说的方法，轻松一点，症状改善20%左右，但在医院陪妻子的晚上又出现苦恼，开始服用安眠药，吃药后少想一点了，但有时候药物也无效。

睡眠和行为日记：上床时间为22:00，入睡时间为90分钟，夜里醒来频率为 3 次，入睡后觉醒时间为 100 分钟，总睡眠时间为 350 分钟，起床时间为 7:00，床上时间为 540 分钟，睡眠效率为 64.8%；白天卧床 30 分钟，但睡不着，白天疲劳；每天做放松训练 1 次 20 分钟。

处理：

1. 肯定来访者进步的方面，如开始试图改变自己的不合理信念，愿意面对和承受自己的症状，坚持进行放松训练，记录日记，等等，鼓励其不要灰心丧气。

2. 向来访者介绍行为治疗的主要方法。

（1）刺激控制：限制清醒时躺在床上的时间和待在卧室或床上的行为，为了加强床 / 卧室 / 就寝时间与快速而稳定的睡眠之间的联系，当感觉到困倦时才躺在床上；除了睡眠和性生活外，不要在卧室进行其他活动，如看电视、看手机；醒来的时间超过 15 分钟时或者在床上醒着感到烦躁时就离开卧室；再次有睡意时才能回到卧室；按需要可重复进行离开卧室和回到卧室。

无论睡眠怎么样，保持一个固定的起床时间，即不能因为晚上没睡好而晚起。不必非常精确地看时钟，而是根据睡醒或者体验到睡不着的烦恼和困扰时就立刻离开卧室。

（2）睡眠限制：将在床上的时间限制在更接近平均总睡眠时间，也就是要通过推迟上床来减少在床上的总时间。根据来访者的日记，可设定的睡眠时间大概为 6 小时，建议在凌晨 1 点前上床睡觉即可，如果 1 点前犯困想要睡觉可以，但要带着平常心去睡觉，而非把睡眠当任务，如果上床后较长时间睡不着就起床离开卧室（参照上一条方法）。

来访者听到这个建议，首先觉得这怎么可以，身体会受不了，第 2 天怎么办，这么晚不上床我干吗呢！当他被告知这只是一个过渡时间，以后会慢慢提前时，他同意试试看。

提前告知来访者由于上床时间被推迟，一开始会出现轻到中度睡眠不足，但是随着睡眠效率的提高，以后会逐步增加在床上的时间。

（3）睡眠卫生指导：人的睡眠不一定非要多少时间，不要试图很快就能入睡（越想快点入睡，越睡不着），不要反复看时间，卧室里最好不要放嗒嗒响的钟，别把问题带到床上，每天增加工作间的躯体活动和运动。不要去网上查询失眠和保健相关的信息。

（4）建议下周白天不要卧床，继续记录日记。

第 3 次治疗：

来访者表示，妻子出院了；厂里的订单都安排好了，各项工作也尽量安排其他人去做，但是很多事情仍旧得自己做；要是以前，按理说这样的情况我应该会感到轻松，但现在总还是缓不过神来，睡眠还是不够好；已经不吃药了，有时烦躁，但对自己的状况有了更加安心的感觉，不像一开始那样慌张，会及时提醒自己不用把情况想得那么糟糕。

睡眠日记：上床时间为 00:00，入睡时间为 90 分钟，夜里醒来频率为 3 次，入睡后觉醒时间为 60 分钟，总睡眠时间为 270 分钟，起床时间为 7:00，晚上在床上的时间为 420 分钟，睡眠效率为 64.3%，白天不卧床，工作 30 分钟左右会起来活动一下，每天下午去健行步道上走 30 分钟，做放松训练 1 次 20 分钟，仍较疲劳，但放松的时间有所增加。

处理：

与来访者一起分析睡眠的变化，告知其实际上睡眠是有改善的，虽然入睡的时间没有变化，但夜间醒来的时间已经明显缩短，总睡眠时间的减少，只是现在的特殊情况，提醒其不应过于急切和努力要增加睡眠时间，而是要做好目前仍旧睡不好的心理准备，仅仅如其所是地去看待睡着和醒着，而非赋予很多负性评价。坚持工作和生活方式的改变很重要，这些是长期要做的，不要追求它能够立刻改善睡眠。由于睡眠效率仍较低，所以没有提前上床的时间。继续记录日记。

第 4 次治疗：

睡眠日记：上床时间为 00:00，入睡时间为 30 分钟，夜里醒来频率 2 次，入睡后觉醒时间为 50 分钟，总睡眠时间为 340 分钟，起床时间为 7:00，晚上在床上的时间为 420 分钟，睡眠效率为 81.0%；白天不卧床；工作 30 分钟左右会要求自己起来活动一下；每天下午去健行步道上走 30 分钟，觉得走路时很舒服，有时还在工作就想出去走了；每天做放松训练 1 次 20 分钟；晚上上床前没事就在客厅做做活动，或者准备一下明天的事情，但不会把问题带到床上；高兴地发现脑子里不总是怕自己睡不着了，认为这是一件很神奇的事情，精神负担因此减轻了，对于现在比以前更容易入睡感到高兴，对妻子的身体康复仍感到担忧。

处理：来访者在实践的过程中，领悟到对失眠的过度担心，以及这种担心对失眠长期存在的影响。告知来访者，对睡眠的认知改变是一个重要基础，对于睡眠的执着追求会导致内心紧张、烦躁，而紧张和烦躁又会进一步加重失眠，所以就有越想快点入睡越难入睡的状况。对于其他事物的认知也同样会影响个体的情绪和行为反应，引导来访者去思考：对自己及家人身体健康的认知和对厂里运行情况的认知给他造成的影响。继续记录睡眠日记。

第 5 次就诊：

睡眠日记：上床时间为 00:00，入睡时间为 20 分钟，夜里醒来频率 1 次，入睡后觉醒时间为 20 分钟，总睡眠时间为 380 分钟，起床时间为 7:00，晚上在床上的时间为 420 分钟，睡眠效率为 90.5%，做梦多；白天不卧床；工作 30 分钟左右会要求自己起来活动一下；每天下午去健行步道上走 40 分钟；每天做放松训练 1 次 20 分钟；工作量没少，却觉得轻松多了，症状好转 50% 以上；觉得自己的症状可能跟平时太要强，太追求完美有关。

处理：来访者睡眠效率的提高，与其分析发生改变的原因，在于刺激控制和睡眠限制、白天运动量增加、对失眠的接纳以及自我觉悟。建议其晚上可以提前半小时上床。

第 6 次就诊：

睡眠和行为日记：上床时间为 23：30，入睡时间为 10 分钟，夜里醒来频率 1 次，入睡后觉醒时间为 10 分钟，总睡眠时间为 400 分钟，起床时间为 6:30（有几天醒来比较早，睡不着就干脆起床），床上时间为 420 分钟，睡眠效率为 95.2%，做梦减少；白天不卧床；工作时劳逸结合；坚持每天步行 40 分钟和放松训练。在面对妻子时不再像以前那样眉头紧锁了，会劝导妻子不要对症状那么在意，身体的恢复需要时间。

他高兴地告诉医生可能是因为坚持走路锻炼，最近体重下降了 1kg，让他对脂肪肝问题的改善有了一点希望，原来早就想过要运动，但是都因为各种原因没有行动。

医生告诉来访者，继续这样做就很好，打消对睡眠的过分关注和追求，专注于自己该做的事情即可，如工作、运动、休息或是闲着。建议上床的时间可提前至 23:00。

第 7 次就诊：

睡眠日记：上床时间为 23:00，入睡时间为 15 分钟，夜里醒来频率 1 次，入睡后觉醒时间为 10 分钟，总睡眠时间为 425 分钟，起床时间为 6:30，晚上在床上的时间为 450 分钟，睡眠效率为 94.4%，偶有做梦；白天不卧床，一周有 5 天以上运动。

处理：经过 6 周治疗，来访者的失眠症状改善，对睡眠的不合理认知得到纠正，建议其继续执行刺激控制和睡眠限制，继续使用战胜睡眠相关的负性期望的认知策略。考虑到他是易感素质，推荐阅读本科室包祖晓医生所著的《与自己和解：用禅的智慧治疗神经症》《唤醒自愈力：用禅的智慧疗愈身心》，提供另外一种看待生命的方式。建议其将上床的时间提前至 22:30。两周后复诊。

第 8 次就诊：

睡眠和行为日记：上床时间为 22:30，入睡时间为 10 分钟，夜里醒来频率 1 次，入睡后觉醒时间为 5 分钟，总睡眠时间为 465 分钟，起床时间为 6:30，晚上在床上的时间为 480 分钟，睡眠效率为 96.9%，偶有做梦；白天不卧床，中午小憩 15 分钟；保持一周有 5 天以上运动。

来访者自诉医生推荐的书已看了一大半，觉得写得很好，自己的情况有很多方面跟书本中所讲的很像，看了书之后觉得太怕失去现在拥有的，这可能就是出现睡眠不好的根本原因。

处理：

1. 心理评估：

（1）90 项症状清单（SCL-90）：总分 135 分，其中焦虑、其他因子分（包括睡眠和饮食）为轻度症状。

（2）心理健康问卷（PHI）：焦虑因子分轻度升高。

（3）匹茨堡睡眠质量指数问卷：主观睡眠质量总分 1 分（主观睡眠质量比较好）、睡眠潜伏期总分 1 分（睡眠潜伏期比较短）、睡眠持续性总分 1 分（睡眠持续性比较长）、习惯性睡眠效率总分 0 分（习惯性睡眠效率非常高）、睡眠紊乱总分 1 分（睡眠紊乱比较少）、使用睡眠药物总分 0 分（没有使用睡眠药物）、白天功能紊乱总分 0 分（白天功能没有紊乱）、影响睡眠的其他原因（没有）、睡眠质量指数总评 4 分。

2. 结束这一阶段的治疗，建议继续使用治疗过程中学习和摸索到的方法，在生活中不断领悟和提升。有需要时再预约探讨。

二、小结

该案例中李先生患的是睡眠障碍，生活事件诱发失眠加重，其性格基础也是发病原因，而之后的不良认知和错误的应对措施，使症状固定下来。通过 8 个阶段的运用认知行为疗法治疗，使他改变对失眠、对生活的负性认知，不再害怕晚上睡不着；通过刺激控制和睡眠限制，晚上睡眠改善，睡眠效率提高，在停用安眠药的情况下逐渐增加了睡眠时间；通过白天生活安排的改变，促进其放松；最后通过引导阅读相关书籍以促进其在性格上的成长，也可使其更好地管理焦虑和预防失眠的发生。

注：总睡眠时间＝在床上总时间－（入睡时间＋入睡后觉醒时间），睡眠效率＝总睡眠时间／在床上总时间，记录的时间为一周的平均估计时间。

失眠的正念治疗案例

一、临床特点

魏某，女，56 岁，大专文化，退休教师，性格开朗，2014 年 11 月初诊，患失眠症 5 年余。

来访者自 50 岁退休以后，出现间断性睡眠不好，睡眠较浅，容易惊醒，多梦，认为只要心情好、睡眠也好，心情差、睡眠也差。曾两次因"失眠"住到心身科治疗，每次住院用药的效果都很好，但出院后停药就又出现失眠问题。服用西药舒乐安定、帕罗西汀、曲唑酮等治疗，睡眠时好时坏。目前已有 2 周未服用药物，认为尽管失眠，但尚能忍受。否认持续的情绪低落、紧张害怕，自己的烦恼主要是夫妻吵架，想离婚又离不了；恨母亲，但还得独自照顾母亲（弟妹全在外地）；已成年的儿子对她不好，很少来看她，也不会主动给她打电话，有时还骂她"下贱"。

否认有重大的躯体疾病史及家族精神病史。已于两年前停经。

精神检查：打扮入时，意识清晰，定向完整，仪表整洁，交谈顺畅，表情自然，不断地述说不幸（主要内容与自己母亲和现在的丈夫有关），要求医生耐心地听，情感反应协调，未引出听幻觉和被害妄想等精神病性症状，自知力充分。

症状自评量表（SCL-90）检查显示：人际关系敏感、偏执、敌对等3个量表分为中度，躯体化、强迫、焦虑等3个量表分为轻度；心理健康测查（PHI）提示：癔症性人格、社会失效者、存在家庭问题。

二、成长经历

患者自述在家排行老大，下有一弟一妹。自幼年能记事开始，就觉得母亲对她不好，母亲个性较强，有时会"羞辱"她，骂她"不要脸"，必须看母亲的脸色行事，放学回家还要干家务，帮助照顾弟弟和妹妹。父亲长期在外，跟母亲关系不好，很少回家，即便回家时两人也经常吵架，但父亲对患者不错，会带她去玩，给她买东西，只要她向父亲提出要求，基本上都能得到满足。

在她18岁时母亲因怀疑父亲有外遇而离异，父亲独自回河南老家，两年后重组家庭，尽管觉得父母离异的主要原因在于母亲，但在心里还是恨父亲，觉得他不负责任，此后也很少联系。

在22岁时结婚，育有一子，夫妻关系开始时还不错，但母亲对女婿不满意，不断怂恿她与丈夫离婚，并扬言说"如果不离婚，就断绝母女关系"，母亲还会在女婿面前说她的坏话。在这种情况下，夫妻间不断地产生摩擦，并在30岁时开始分居，36岁时离婚后与母亲和儿子同住，其间相过几个对象，但由于各种原因都没成功。

45 岁时经人介绍与一位退休医生认识，该医生比她大 13 岁，育有一女，性格内向，"小毛病"较多，如不干家务，不会照顾人，但收入不错，而且她母亲觉得满意。在 46 岁时两人结婚。婚后不到 3 年，夫妻也开始产生摩擦，觉得丈夫的懒还是可以忍受，但他患有肛漏和前列腺症，还不注意个人卫生，导致她患上妇科病；更让人难以忍受的是，她性格外向，喜欢跳舞，但丈夫不喜欢她外出，只要她单独出去，回家后必定要发生争吵；有时丈夫还会对着窗外骂她，什么难听的话都骂得出口，这时母亲又在其中作梗，跟丈夫说她以前做过妓女。就这样，不出家门心里憋得难受，出去后回家就是大吵大闹，想离婚但又下不了决心。退休后除照顾母亲外，无所事事。

三、诊断

失眠症

四、病例分析及治疗经过

来访者的临床症状相对简单，但个人成长过程较为复杂，童年时与母亲及父亲的关系问题影响其日后的人生。因此，与自己"内在的父母""和解"是治疗的重要一环，药物是不可能解决这方面的问题，经过协商与讨论，来访者同意进行正念禅修治疗。

第 1 次治疗：

介绍正念的理论及治疗方法，并开始训练呼吸正念，要求她回去后每天训练 2 次，每次至少 10 分钟，1 周后复诊。

第 2 次治疗：

来访者说过去的 1 周在照顾母亲，"看到她就烦"，但呼吸正念能让心情相对平静，在训练过程中也能把游离的思绪拉回到呼吸，只是很吃惊，自己居然有那么多念头。在给予来访者鼓励和解释后，进行了行走正念训练，嘱其回家后每天至少训练 1 次；嘱其继续呼吸正念并尽可能延长训练的时间，1 周后来复诊。

第 3 次治疗：

来访者对行走正念和呼吸正念进行得比较顺利，看到母亲心烦时，就做呼吸正念，还挺管用的，表达了对治疗的信心。接下来在呼吸正念训练的基础上加入了身体正念的训练，嘱其每天至少训练 2 次，每次至少 20 分钟，1 周后复诊。

第 4 次治疗：

来访者这周回家住了 3 天，看到家里乱，故与丈夫争吵了几句就回母亲那里了。她觉得进行身体正念练习特别有用，以前生气、争吵、劳累之后，除出现睡眠问题之外，还会出现头痛、疲劳、心慌、腹胀等症状，现在做完身体正念练习就有效了。有个担心：有时做正念禅修时好像出现了恍惚的感觉，怕自己会因此得精神病。在给予安慰和解释之后，患者表示放心，接着进行了饮食正念训练，隔天 1 次，行走正念练习也是隔天一次，继续呼吸正念和身体正念练习，1 周后复诊。

第 5 次治疗：

来访者觉得自己本周情况稳定，未见失眠和躯体不适，修习正念时也没出现恍惚的现象，但看到母亲仍是烦，看到丈夫依然有种厌恶感。这次就诊没有进行太多交流，在呼吸正念和身体正念练习的基础上加入声音正念和思维正念训练，1 周后复诊。

第 6 次治疗：

来访者本周住自己家，家里事太多，心烦，讲述声音正念和思维正念训练做起来有难度，发现"自己居然对声音是如此敏感""头脑中不自主的思维比较多，主要还是与母亲、丈夫有关"。本次未布置新的任务，继续上述练习，1 周后复诊。

第 7 次治疗：

来访者自述目前正念训练已修得比较顺利，本周与丈夫相处没有吵架，还一起去了趟超市，自己买了件衣服而丈夫也没说啥（以前只要自己穿上艳丽点的衣服总会被讽刺），"心里感觉挺好的"，发现自己"似乎挺在乎丈夫的意见的"。在给予她肯定的评价后，开始在前述正念练习的基础上融入情绪正念的训练，每天至少 2 次，每次至少 30 分钟，2 周后复诊。

第 8 次治疗：

来访者自述现在能及时识别自己的念头和情绪了，"听到母亲的责骂后，尽管心里仍然不舒服，但已没有以前那么痛苦了"。对丈夫的不讲卫生依然痛恨，经过协商，已分床睡，现在对丈夫的骂人行为已没有那么大的气，发现有一次丈夫骂人而自己还笑眯眯的，结果把丈夫也逗笑了。只是一个人的时候，脑中不时地会跑出些不好的念头，认为自己"尽管治疗有效，但根儿还在"。在对治疗进行了总结之后，练习了"宽恕冥想"。

嘱患者参照指导语，回家后分别对自己、儿子、父亲、母亲、丈夫、继女做宽恕冥想，1 周后复诊。

第 9 次治疗：

来访者自述做完宽恕冥想，内心有点空落落的，但也很平静，对跳舞已没有兴趣，与丈夫最近一周没有争吵，准备一边照顾母亲，一边在小区旁边的幼儿园找个工作，让自己的生活充实些。治疗至此结束，嘱其继续修习"正念"。

五、小结

尼采在《查拉图斯特拉如是说》中说："为着夜间的安睡，必须有昼间的清醒。真的，如果生命原无意义，而我不得不选择一个谬论时，那么，我觉得这是一个最值得选择的谬论了。"该来访者的失眠即来源于内心的孤独和生活的无意义。

尽管被诊断为失眠症，但失眠症并不是治疗的核心问题。换句话说，如果不能处理人格中的问题以及家庭关系问题，失眠是不可能治愈的。来访者以前的治疗经历即可作为教训。

类似情况在我们临床的神经症患者中非常多见，他们长期吃药，也离不开药，但往往疗效不佳或容易复发。从精神分析的角度看，患者的临床症状来源于她的"潜意识"，"生病"只是躯体化的表现而已，因为躯体上的症状可以起到"继发性获益"的作用。如果不能"去压抑"，这时的药物治疗获益的可能性是微小的，即使有效也是暂时的。正念禅修可以起到沟通意识和潜意识的作用，加上"宽恕冥想"，让自己潜意识中的各种成分得到"和解"与"整合"，这样，失眠就会不治而愈。

附：案例中所用的正念六观及宽恕冥想训练的操作方法

一、正念六观训练

正念六观包括"正念四观"（呼吸正念、身体正念、声音正念和思维正念、情绪正念）、行走正念、饮食正念，需要系统、规律地训练。其中又以呼吸正念为基础和核心，在呼吸正念训练（每天至少2次，每次至少10分钟）纯熟之后（一般需要1周以上），可结合身体正念的训练；在身体正念训练纯熟之后再依次结合声音正念和思维正念、情绪正念训练；最后，依据修习者个人的情况，把"正念四观"融会贯通，进行规律修习（每天至少2次，每次至少20分钟）。

行走正念、饮食正念的要求相对宽松，开始时可隔天各训练1次，纯熟之后可随时进行。下面进行分别介绍：

1. 准备工作

找一个安静、相对隐蔽与可以独处的地方，穿的衣服尽可能宽松而柔软，让自己处于一个舒适的姿势即可练习，例如：

（1）坐在椅子上

①如果选用的是一把椅子，最好有笔直而结实的靠背（不是扶手椅），这样，坐着时可以不依靠靠背，用脊柱支撑身体。

②可以尝试把几本杂志或木板垫在椅子的后腿下面，使椅子稍微向前倾斜，这样可以毫不费力而又自然地挺直脊背。

③把双脚平放在地板上，双腿不要交叉，膝盖张开的距离需要大于90度，这样可使臀部略高于膝盖。

④把手放在膝盖上，手心朝上朝下均可。

⑤把头自然轻柔地抬起，竖直颈椎，下颌微收，然后向前后调整几下，直到找到中间的平衡点，头部既不会前倾也不会后仰，而是自然地落在脖子和肩上。向左右调整几下，再次找到平衡点。

⑥如果觉得舒服，可以合上双眼。如果不想这样，就将视线放低，让目光落在身前几尺的地方，但不要全神贯注盯着某一点。

总之，不要勉强，不要僵硬，要放松，让身体保持自然与柔软，像布偶一样垂挂在笔直的脊柱上。

（2）坐在地板坐垫上

①如果坐在地板的坐垫上，选择的坐垫尽可能要硬一点，当压下去时，至少还有8厘米厚。

②坐在坐垫的前缘，让双脚交叉放在前面的地板上。如果地板上铺有地毯，那或许足以保护小腿与脚踝不会受太大的压力；如果没有地毯，可能需要为双脚准备一些垫子，折叠起来的毛毯会是不错的选择。

③让两个膝盖都碰到地板，两只小腿相互交叉，左脚放在右大腿上，右脚则放在左大腿上，两个脚底都朝上。

④手的位置就摆在肚脐下方，轻放在腹前的大腿上，手掌朝上，相互重叠，两个大拇指轻触。手臂刚好稳稳地包住上半身，颈部与肩膀的肌肉

不要紧绷，放松手臂。

⑤眼睛和视线的安放同上面的第⑥步。

（3）卧姿

如果采用卧姿，可以躺在一张地垫或厚地毯或床上，双腿不要交叉，双脚自然分开，双臂沿着身体两侧摆放，微微张开，如果舒服的话，将手掌向上对着天花板。

卧姿主要用于身体正念的训练。

（4）其他姿势

如果有肢体障碍，或者对上述姿势不喜欢，也可以选择一个既能感到舒服又能确保时刻处于完全清醒的姿势。

对于训练行走正念和饮食正念，只需要环境安静，对姿势无特殊要求。

2. 呼吸正念的训练方法

（1）选择一个舒适的姿势坐好，慢慢闭上双眼，收敛感官，观照一下整个身体的各个部位，如果发现某些部位还有一些紧张就尝试去放松、柔和下来。

（2）缓慢地做三四次深呼吸，感觉空气进入鼻腔，充满胸腔和腹腔，再把空气从体内呼出。然后调节呼吸到正常节奏，不要用力或控制呼吸，只是去感受呼吸。无论如何，都在呼吸，你要做的只是感受。

（3）注意你在什么地方最鲜明地感受到呼吸，也许在鼻孔的边缘，也许在胸腔或者腹部。然后就让你的注意力像蝴蝶停在花上那样轻轻地停留在那个部位。

（4）开始注意那个部位有怎样细微的感受。例如，如果你观照的是停留在鼻腔的呼吸，是否可以觉察到空气流经鼻腔，是否带着微微的凉意，是否有细微的摩擦。如果观照的是腹部的呼吸，你会感觉到吸气时腹部缓慢升起的轻微充胀感，以及呼气时腹部下降产生的不同感觉。你无须把感觉说出来，只是去感受。

（5）此时此刻，将注意力完全观照于你的呼吸过程。

（6）也许会发现你的思绪会不断游走、飘忽，每次当你意识到又开始陷入思虑、回忆，或是计划当中，一旦觉察到，就马上从那里再次回到当下，回到观察下一次呼吸上，一次又一次，飘走再拉回到当下，每一次要做的就只是将注意力再次牵引到下一次呼吸，而不要去评判或者自责。

（7）如果你觉得有帮助的话，可以在心中默念"呼——"，或者"吸——"。不过让这默数的念头只占据注意力的很少一部分，更多的还是观照、感受呼吸本身的柔和，放松地在你身体中，去感受它、觉知它。

（8）如果你觉得困倦，请再坐直些，把眼睛睁开，做几次深呼吸，然后回到正常呼吸。

（9）继续观照呼吸，分心时重新开始，直到预定练习的时间结束。做好准备后，睁开眼或抬起目光。

3. 身体正念的训练方法

（1）在一个温暖和不被打扰的地方躺下，放松身体，平躺在地板的席子上，或床上，慢慢闭上眼睛。

（2）花点时间来觉知呼吸和躯体的感觉。当你准备好以后，就开始注意觉知你的躯体感觉，尤其是你的身躯和床或地板接触部位的触觉或挤压的感觉。每次呼气，放松，让自己一点点下沉到床或席子里。

（3）提醒自己这个练习的意图。它的目的既不是获得不同的感受，也不是放松或者平静，这些感受可能发生也可能不发生。事实上，这个练习的意图在于，随着你依次注意躯体的各个部位，尽最大可能让自己觉知你所发觉的各种感觉。

（4）将你的注意力关注于下腹部的躯体感觉上，在你吸气和呼气时，觉知小腹部的感觉的变化模式。随着你的呼吸，花几分钟来体验这些感受。

（5）在觉知腹部之后，就将觉知聚焦于你的左腿，进入左脚，依次关注于左脚的每一个脚趾，逐步好奇地去体验你察觉到的每一种感觉，可能你就会发现脚趾之间的接触，麻麻的、暖暖的，或者没有什么特殊的感觉。

（6）当你准备好后，在吸气时感觉或想象一股气流进入肺部，然后进入腹部、左腿、左脚，然后从左脚的脚趾出来。呼气时，感觉或想象气体向反方向移动：从左脚进来，进入左腿，通过腹部、胸腔，然后从鼻腔出去。尽可能继续做几次这种呼吸，呼吸向下到达脚趾，然后从脚趾回来。可能这样做很难掌握，但请记得你只是尽可能地做，放松地做，充满乐趣地做。

（7）当你准备好的时候，在呼气的时候，释放对脚趾的觉知，带领你的意识去感知左脚底部——温柔地、探索性地觉知脚底、脚背、脚跟（如注意脚跟和席子或床接触地方的感觉）。伴随呼吸的感觉——类似前面所提到的情形中觉知到呼吸、探索脚的感觉。

（8）允许觉知扩展到脚的其他部位——脚踝、脚指头以及骨头和关节，然后进行一次稍微更深度的呼吸，指引它往下进入整个左脚，随着呼气，完全放开左脚，让觉知的焦点转移到左腿——依次为小腿、皮肤、膝盖等处。

（9）继续依次带领觉知和好奇心探索躯体的其他部位——左腿上部、右脚趾、右脚、右腿、骨盆、后背、腹部、胸部、手指、手臂、肩膀、脖子、头部和脸。在每个区域里，最好能够带领具有同样细节水平的意识和好奇心探索当前的躯体感觉。当你离开每一个主要区域时，在吸气时把气吸入这个部位，在呼气时放开。

（10）当你觉知到紧张或躯体某个部位的紧张感时，能够对着它们"吸气"——逐步地吸气，觉知这种感觉，尽你最大可能，在呼气时，感觉让它们放开或放松。

（11）心理不可避免地从呼吸和躯体不断地游移到其他地方，这是完全正常的。这就是心理的所为，当你注意到这种情况时，逐步地认识它，注意心理刚才的走向，然后，逐步地把注意力转回到打算注意的躯体部位。

（12）在以这样的方式"扫描"全身后，花几分钟把躯体作为整体觉知一下，觉知呼吸在体内自由进出的感觉，然后，慢慢睁开双眼。

（13）如果你发现自己昏昏欲睡，用枕头垫高头部、张开眼睛或者坐着进行练习而不是躺着，这样可能会好一点。

4. 声音正念与思维正念的训练方法

（1）练习呼吸正念和身体正念，正如前面所讲的那样，直到你感觉相当的稳定。

（2）把注意力转移到周围的声音。声音有远有近，有些悦耳，有些刺耳，无论是什么声音，都只是响起又消失，无论是舒心的声音还是嘈杂的声音，你都要注意到，然后放下。

（3）没有必要去寻找声音或者听某一种特定的声音，而是，尽你所能，开放意识，使你自己变得善于接纳从各个方向随时传来的被觉知到的声音——远处的、近处的、前面的、后面的、某一侧的、上面或者下面的。对你周围所有的空间保持开放。注意那些显而易见的声音和那些更微弱一些的声音，注意声音与声音之间的空间，注意沉默。

（4）尽你所能，将声音视为一种感觉。无须采取任何措施，你可以毫不费力地听见这些声音，但不必有所回应，也不必评价、操控或者制止这些声音。甚至不必明白、说出什么声音，试试你能否听到一个声音，却不说是什么声音或不进行重复。

（5）当你发现自己在思考这些声音时，尽你所能将其与直观的感觉特性（声调、音色、响度和持续时间）重新建立联系，而不是它们的意思和暗示。

（6）只要发现你的意念没有集中在声音上，就要温和地承认它转移到了什么地方，然后重新收回注意力，重新关注声音的发生与消失。

（7）在你将注意力集中到声音上并持续四五分钟后，停止对声音的关注，转入思维正念的训练。

（8）当你准备好以后，把注意力从对声音的外部体验转移到内心思维上。我们的思维也许是一些图像、语句，或者是一些回忆、想象或者计划，当你捕捉到它之后，可以尝试去标示这些念头，比如："想法，想法""想象，想象""回忆，回忆"……就这样，当你有意识地去觉知与标示这些念头的时候，它们就会像尘雾一样消融在你觉知的阳光中。

（9）观察你的思维涌起和消失，就像观察天空中的云彩一样。注意它们什么时候出现，观察它们在意识之中的逗留过程。最后，看你能不能发觉想法什么时候消失。不要强迫自己产生什么思维，也不要强迫所产生的思维消失。尽力在你自己和你的思维之间创造一个距离、一个空间，看看会有什么结果。如果某种思维突然消失，看看你是否能平和地处之。

（10）有些人发现用如下的方法可以有助于他们将自己的意识集中在想法上：设想自己正在电影院看电影，将想法投射到银幕上，以这种方式关注想法在意识之中的存在情况——你坐着静静观察，等待一个想法或影像的出现。当它出现以后，便给予关注，并且只要它在"银幕"上，就一直关注。当它消失时，要不加干预，顺其自然。注意你是否被卷入戏剧场景，登上了电影银幕。注意到这种情形时，庆祝自己的这一发现，然后重新返回座位，耐心等待下一批思维登台——下一幕一定会上演。

（11）观察思维的第三种方法就是，想象你正坐在一条河的岸边，当你坐在那里，树叶从河面漂过，不断地有树叶漂过。把你的每一种思维放在每一片经过你身边的叶子上。静静地坐着，观察树叶漂过。

（12）如果某个念头确实很强烈，可能它会一直在那里浮现，不容易消散，那就请你一直保持旁观者的觉察去标示它，而后这个念头就会逐渐减弱，直到它最终消失。

（13）你可以简单地以呼吸作为观照的中心，如果各种感受纷繁复杂，此起彼伏，那就将注意力尽可能回到呼吸上，如果某些感受、念头或者情绪确实太过强烈，无法忽视，那就去觉察它，标示它，保持对它的觉知。但在觉知的同时，保持开放、接纳的心态，不要有任何分辨和评判，直到它最终消失，而后再次回到你的呼吸上来。

（14）就这样，带着精微的觉知去观照呼吸，或者去觉察、感知和标示当下出现的强烈的感受或念头。不必刻意去改变什么，只是温和而精微地去感知、觉察和标示。

（15）就这样，直到你预定练习的时间结束。

5. 情绪正念的训练方法

（1）情绪正念的训练，先练习呼吸正念和身体正念，正如前面所讲的那样，直到你感觉情绪相当稳定。

（2）观察自己大脑中的感觉基调。你的大脑是平静祥和还是焦躁无聊，你是感到幸福、悲伤，还是不喜不悲？看你能否在呼吸时开放地对待情绪。

（3）当你跟随着自己的呼吸时，要留心显著的情绪。如果感觉让你不能集中精力于呼吸时，就将其作为禅修的对象，给它贴个标签，比如，"焦虑，焦虑""愤怒，愤怒""烦躁，烦躁""悲伤，悲伤"……而后尝试体察，看你在觉知它时，这些情绪会有什么变化，是持续一段时间？还是变得更加强烈？或者会逐渐消失？保持对情绪的觉知和观察，不管它最终消失或是始终存在，最终都将你的注意力再牵引回来，去观照下一轮呼吸。

（4）你也可以试着定位那些情绪在身体的部位，这种情绪是从你身体的哪个部位涌起的？伴随的身体感觉如何？你紧张得心脏狂跳吗？你肌肉发紧、肩膀耸起吗？在定位了情绪在身体的位置之后，例如你发现焦虑让你的腹部有不适感，试着去看看身体其他部位有没有紧张感。例如，肩膀是否因为腹部的感觉而本能地耸起？如果有，就有意识地去放松。

　　（5）如果发现自己做了个多余的评判（如"我有这种感觉真是疯了"）、责骂，提醒自己出现任何感觉都是正常的，并重新回到当下直接的体验：我现在感觉如何？感觉的本质如何？我的身体有何感觉？

　　（6）记住，无论我们正在感受的情绪是积极还是消极的，我们只需要集中注意力去感受。如果你感觉被情绪淹没，就通过呼吸正念和身体正念把注意力留在身体上，这会帮助你回到当下。当你感觉安全之后，重新去探索情绪。

　　（7）就这样，直到你预定练习的时间结束。

　6．行走正念的训练方法

　　（1）选择一条你可以来回走动的小路（室内或者室外），这个地点必须安全——不会感到别人在用怪异的眼光看着你（甚至包括你自己也不会觉得正在做奇怪的事）。

　　（2）站在小路的一端，双脚分开，与肩同宽，双膝放松，可以自由地弯曲。双臂松弛地放在身体两侧，也可以双手交叉放于胸前或者身后。两眼直视前方。

　　（3）把全身的注意力都放在双脚上面，感受脚掌与地面接触的直观感觉，以及全身的重量通过双膝和双脚传递到地面的感觉。你或许会发现，让膝盖稍稍弯曲几次能够更好地体验到脚掌和腿部的感觉。

　　（4）轻轻地抬起左脚后跟，注意小腿肚肌肉感觉的变化，然后继续抬起整只左脚，把全身的重量转移到右腿上。全神贯注地觉察左腿和左脚向前迈进的感觉，以及左脚后跟着地的感觉。脚步不必迈得太大，自然的一步就可以了。让左脚的其他部分也完全着地，继续抬起右脚后跟，体会全身重量落到左腿和左脚的感觉。

（5）当体重全部转移到左腿之后，把右脚抬起向前迈进，觉察右脚和右腿在感觉上的变化。当右脚后跟着地的时候，把注意力集中到右脚。随着右脚掌完全着地，左脚跟微微抬起，身体的重量又全部落到了右脚上。

（6）通过这种方式，一步一步地从小路的一头走到另一头，要特别注意脚底板和脚后跟与地面接触时的感觉，还有两腿在迈开时肌肉拉动的感觉。你还可以把觉察扩展到其他你所关心的部位，比如关注行走过程中呼吸的变化，呼气和吸气分别是如何进行的，有什么感觉。你的觉察还可以容纳整个身体的感觉，包括行走和呼吸，以及每走一步脚和腿的感觉变化。

（7）当你走到小路的尽头时，请静止站立一会儿；然后慢慢转过身，用心去觉察转身时身体的复杂动作，然后继续正念式行走。随着脚步的前进，你还能不时地欣赏到映入眼帘的风景。

（8）以这种方式来回走动，尽量对每时每刻行走中的体验保持完全的觉察，包括脚和腿的感觉，以及脚接触地面的感觉。保持目光直视前方。

（9）当你发现思维从行走的觉察中游离时，请把行走中的某一个步骤作为注意的客体重新进行关注，利用它将你的思绪拉回到身体以及行走上来。如果你的思绪非常焦躁，那么静止站立一会儿，双脚分开与肩同宽，把呼吸和身体作为一个整体进行觉察，直到思维和身体都慢慢平静下来。然后继续进行正念式行走。

（10）持续行走10～15分钟，也可以根据你自己的意愿多走一会儿。

（11）一开始请走得比平时慢一些，让自己能够更好地去觉察行走时的感觉。一旦你掌握了这种行走的方式，就可以稍稍加快步幅，但是不要超过正常行走的步幅。如果你内心感到特别焦躁，那么一开始可以走得快一点，然后再慢慢地放慢速度。

（12）在行走的过程中要注意：你不需要盯着自己的脚，它们知道路在哪里；你要用感觉去体会它们的存在。

（13）在你平常走路的时候，也尽量采用冥想时行走的方式。如果你是一个慢跑运动员，当然也可以把类似正念式行走的注意方式带到奔跑的每一步、每一刻、每一次呼吸中去。

7. 饮食正念（吃一粒葡萄干）的训练方法

（1）首先，拿起一粒葡萄干，将它放到你的手掌上或者夹在拇指与其他手指之间。注意观察它，想象自己是从火星来的，以前从来没有见过这个物体。从容地观察；仔细地全神贯注地盯着这粒葡萄干。

（2）让你的眼睛探索它的每一个细节，关注突出的特点，比如色泽、凹陷的坑、褶皱、凸起以及其他不同寻常的特征。在你做这些时，像这样的想法（"我们在做多奇怪的事情呀"或者"这么做的目的是什么"或者"我不喜欢这么做"），只是注意到这些想法的存在就行了，将你的注意力慢慢地拉回来，继续放到这个物体上。

（3）把葡萄干拿在指间把玩，在你的手指间把它转过来，感受它的质地，还可以闭上眼睛以增强触觉的灵敏度。

（4）把葡萄干放在鼻子下面，在每次吸气的时候吸入它散发出来的芳香，注意在你闻味的时候，嘴巴和胃有没有产生任何有趣的感觉。

（5）现在慢慢地把葡萄干放到你嘴边，注意到你的手和胳膊如何精确地知道要把它放在什么位置。轻轻地把它放到嘴里，不要咀嚼，首先注意一下它在嘴里面的感觉，用舌头去探索。

（6）当你准备好咀嚼它的时候，注意一下应该如何以及从哪里开始咀嚼，然后，有意识地咬一到两口，看看会发生什么，体会随着你每一次的咀嚼它所产生的味道的变化。不要吞咽下去，注意嘴巴里面纯粹的味道和质地，并且时刻留心，随着葡萄干这个物体本身的变化，它的味道和质地会有什么样的改变。

（7）当你认为可以吞咽下葡萄干的时候，看看自己能不能在第一时间觉察到吞咽意向，即使只是你吞咽之前有意识的体验。

（8）最后，看看葡萄干进入你的胃之后，还剩下什么感觉。然后体会一下在完成了这次全神贯注的品尝练习后，全身有什么感觉。

二、宽恕冥想训练

宽恕冥想训练的指导语如下：

（1）现在，选择合适的姿势坐好，舒服而又稳定，而后轻轻闭上眼睛，将注意力放在呼吸上。让注意力回到你的身体内，像感受清风一样感受你的呼吸，顺其自然，让你的觉知也变得更加柔和，去体察呼吸中最精微的感受。

（2）现在，在当下的安静与平和中，我们来进行关于宽恕的冥想练习，感受你的呼吸、身体和心念，让你的身心随着呼吸的节奏柔和下来。

（3）首先，让我们在心中请求他人的宽恕，出于痛苦或恐惧，我们总是会产生本能的反应和对抗，我们毫不自知地被这痛苦或恐惧迷惑，并因此而伤害他人，那么此刻，让我们在心中真诚地请求宽恕。

（4）你可以跟我一起，在心中默念："如果我曾以语言、行为或心念有意无意地对别人造成过伤害，此刻，我愿意正视它、承认它，并为此而请求宽恕，请原谅我由于自我的恐惧、痛苦及无明而对你造成伤害，此刻，我以最诚挚的心请求你的宽恕。"

（5）下面，在心中面对你自己，有很多人在这个世界上对待最苛责严厉的人往往是自己，我们只有学会宽恕、包容、接纳自己，才有可能真正宽恕并接纳他人。此刻，你可以在心中轻轻默念自己的名字，让你的心柔和、放松下来。

（6）下面，请跟随我一起默念："由于痛苦、恐惧和忽视，或者由于不诚实，我也许曾以许多种方式伤害过自己。这么多年来，我并没有好好地关心、照顾你——我最亲爱的自己。此刻，我真诚地请求你的宽恕，我愿意给予你最真诚的宽恕。"

（7）让你的心尽可能柔软并接纳，你值得被宽恕，并因这宽恕打开你的心灵。曾经，我们因受到他人的伤害而痛苦，我们所经历的那些打击、拒绝和责难，让我们的心逐渐变得坚硬，但现在，我们仍然要学会宽恕，放下心中的痛苦。

（8）那些曾经以行为、言语或是想法伤害过我的人，那些我曾经受到过的伤害，同样是出于他们的痛苦、恐惧和无明，因此，现在，我愿意像宽恕我自己一样，以我此刻所能做到的，给予他们爱、接纳和宽恕。

（9）现在，找到你心中曾经封存的伤害、拒绝以及痛苦，尝试带着善良、宽恕去打开它，看此刻的你是否能够原谅它，并将它放下。

（10）在我们与他人心中，在我们所处的这个世界中，所有生命都渴望被宽恕、慈悲及爱所包容。所以，现在，就让我们在心中找到这慈悲、爱与宽恕，并将它们传递给这世间的每一个人。

失眠的精神分析治疗案例

一、病史材料

患者男性，24岁，未婚，身高1.68米，中专毕业。穿着普通，清瘦，谈吐有教养，聪明，善良，文质彬彬。

近两年一直被失眠困扰，看了不少医生，服了很多药。每服一种新药，开始都有些疗效，但不能持久。做过很多检查，没发现有任何器质性问题。为此常感到痛苦不堪，忧心忡忡。最近病情又加重，发展为一上床就担心失眠，并且开始对床铺恐惧。

失眠最早始于高三下半学期，当时18岁。他的成绩一直很好，由于失眠严重影响了学习，结果高考失败，只上了中专。高三的失眠开始于手淫，那时刚知道手淫，每天都想尝试，可又不能容忍这种行为发生，总在严加克制。斗争的结果多是手淫占上风，最后只好屈从。手淫后又使他非常内疚，非常痛恨自己，觉得自己非常卑鄙，怎么能做出这种下贱的事。接着就是没完没了的自我谴责，甚至体罚自己。这样一夜就过去了，没留下多少时间去睡觉。

进入中专后，失眠在不知不觉中就消失了。再次出现失眠是工作以后，每当他开始三班倒，就出现失眠，这种情况共发生过两次。两年前公司选拔一批员工出国接受培训，培训期间又出现了失眠，一直延续至今，而且越来越严重。

他不敢接触女孩子，一旦发生这种事，晚上总会去幻想或想象与那女孩发生种种浪漫风流韵事。他非常讨厌看那些带有色情的镜头、照片，比如男女接吻、拥抱和性交，若不慎看到这些内容，就会感到不安或不舒服。这些刺激很容易使他兴奋，引起大量的联想。这些幻想、联想最后唤起他的手淫冲动，相应的克制又比较严厉，结果引起持久的冲突，使正常的睡眠不能进行。因此，他常常主动回避具有色情性质的刺激，甚至姐姐从外地来看望他，姐姐用过的被褥，他都不敢再用，担心出现性方面的幻想。他相信手淫将会导致早泄和阳痿，以此来告诫和提醒自己克制手淫。

开始治疗失眠前2～3个月，他恋爱了。女朋友很漂亮，他非常满意，两人的关系发展也非常顺利。他觉得他们的关系早该有进一步发展，完全到了可亲吻、拥抱的阶段。但他却不敢采取行动，有些胆怯，不好意思，一直犹豫不定。随着感情的加深，他越来越觉得激情或冲动在减弱。

他在性冲动方面表现出非常强的克制力，令他的女友都为此感到奇怪，而他则并不感到有强烈的性冲动令他难以克制。当女友提出发生性关系时，他却出现早泄和阳痿。

他暴露的另一个主题涉及人际关系，主要是不满自己处理与领导和竞争对手关系的能力。他见到领导就害怕、不安和紧张，他不敢在领导面前表达自己的意见，不敢与同事进行争论。同时又不会讨好领导，总是回避和远离领导。他认为自己是个非常胆小、懦弱的人，没有一点男子汉大丈夫的气概。而在他的幻想和想象中，却充满了表现、竞争和战胜他人的愿望。

他告诉我，其思想经常被纠缠在这些事情上——性和竞争，一旦卷入就会沉思其中，一想就是 2 ~ 3 小时，具有强迫性质，令他不能自拔。如果发生在工作和学习时，就会不由自主地分散精力；如果发生在睡觉时，就会干扰睡眠。

二、背景材料

他的父母都是农民，有一个姐姐，26 岁，已出嫁，弟弟 17 岁，比他小 7 岁，在读高中。父亲在外显得老实忠厚，在家里则非常专制，脾气不好，经常斥骂母亲。母亲善良顺从，总是忍让着。母亲最喜欢他。弟弟胆大，外向，有自信，不怕父母，经常与他们顶嘴。父亲最喜欢弟弟，从小就非常宠爱他。

在他记忆中，父亲相当暴躁，小时他很畏惧父亲，平时很少同他交谈，有什么事问他，他总是显得很不耐烦或大声呵斥。父亲从来也不听他的意见，他说些什么都不会引起父亲的重视，甚至会招致父亲的责骂。有一次，不知是因为什么，他插了嘴，父亲顿时不满，大声训斥："小孩子懂什么，大人说话不许插嘴。"他有些不服，继续顶撞，结果被痛打了一顿。自那以后，就再没有发生过顶撞的事情。他自幼老实、听话，父母、老师嘱咐什么就听什么。他从不调皮捣蛋，非常听话，而且学习好，总是拔尖，老师和村里的人都喜欢他，都认为他一定能考上大学。可父亲不喜欢他，嫌他太胆小、老实。

三、治疗过程

每周治疗一次，每次 1 小时，持续近三年。治疗早期，他的热情很高，觉得医生温和、善良、可信赖。他总是提前来等候，每次晤谈都比较主动，话也比较多，但又稍有节制，特别是在性方面的话题上有回避。不过很快阻抗就解除了，他的谈话变得更为自由，无拘无束，深层的隐私渐渐地暴露出来。

随着治疗的进行，十几次晤谈之后 (3 个月)，出现了一些新的变化。治疗初期，他的那种强烈的治疗热情在慢慢减退，对医生的信任开始减弱，甚至产生怀疑，表现出不耐烦，开始以委婉的方式表现出对医生的不满，性方面的问题层出不穷，同时失眠的主诉又增加了。治疗慢慢陷入一种停滞的状态。

我意识到治疗遇到了阻抗，是非常强的阻抗，并非像治疗初期遇到的那些多是源自羞于开口或恐惧暴露的心态，而是强迫性的重复。大约有 1 年半的时间，我们的主要工作都集中在这个方面。他到处寻找细微的证据来证明自己的阴茎勃起力度不够，注意微小的变化并以此推断将来会导致性生活失败。持续地担心手淫会导致性功能下降，总是用早泄和阳痿来恐吓自己，以达到克制手淫。首次同女友发生性关系，就出现早泄，以后频繁出现，甚至一度出现阳痿。对性的这种焦虑顽固地重复着，以不同的方式强迫性地表现出来。因此，修通过程异常艰难。

随着不断地修通，他在性方面的忧虑开始减弱，性生活慢慢恢复正常，不久还结了婚。同时失眠也在缓解，但仍不时地反复。另一个突出现象是与治疗师的关系发生重大改变，他在情感上越来越与我保持距离，避免接触，保持一种敬而远之的姿态。过去还曾表露过不满、争辩和较为温和的攻击情绪，现在我却再也难见到他对我有明显的不满、怨恨和竞争敌意倾向。他变得越来越顺从、被动、胆小、依赖、唯唯诺诺、没有主见和竞争力。

治疗又转入一种僵持状态。我在反复理解他的表现，体验他的移情。我以为他那过分地顺从和温和是一种防御，希望能打破它，释放被压抑的竞争活力，并领悟它。我注意他任何显示攻击和不满情绪的迹象，耐心等待着明显的针对我的攻击情绪的显现，由此，让他在与我的关系中理解和领悟。

通过不断地修通，他获得了明显的进步。他变得开放，可以同我争论，提出反对意见等。总之，他又上了一个台阶，失眠完全恢复了，对领导的恐惧减弱了，变得更有男子气，更自信。

四、讨论

这个病人的突出症状是失眠，详细了解还会发现有对床铺的恐惧，甚至也符合强迫症和社交焦虑的诊断。病人对床铺的恐惧，可理解为对失眠恐惧的泛化。失眠症状也是比较容易理解的。他反复强迫性地陷于性和人际关系的幻想和想象中不能摆脱，自然会干扰睡眠，特别是这些幻想和想象又最容易出现在晚上。在手淫这个问题上的矛盾心理同样会干扰睡眠：开始是强烈克制，之后又是强烈的谴责，内心没有平静的时候，如何可以安稳睡觉呢？

至于强迫性的性幻想和社交焦虑，理解起来就困难些。对于儿童来说，由于他们的认知能力发展的局限，经常会将现实和幻想混为一谈，因此现实和幻想性的满足具有同样作用，所以幻想就成了儿童满足欲望的一种方式。成年人继续使用这种方式就显得幼稚和不成熟或是病态。因此，病人的强迫性的幻想和想象可理解为是一种幼稚的或病态的防御机制，其目的是满足病人某种欲望或愿望。从想象和幻想的内容中，我们可以知道这些要满足的欲望之一就是性。在现实中，他对异性回避强烈，包括各种与性有关联的刺激都在回避之中，这样的特征就会使他失去性冲动释放的正常途径。同样，手淫也是一种重要的性释放途径，而他却对此表现出严重的克制和恐惧。因此，这个病人有严重的性压抑。各种正常的性释放途径都被堵上了，强迫性的性幻想就起到这样的作用，而使用幼稚和神经症性的防御机制来解决性压抑，性的欲望是在幻想和想象中满足的。由此也可以理解，强迫性的幻想受到如此强大的性的力量推动，难怪不受意志控制。

那为什么他不能通过正常的渠道满足自己的性欲望，而使用病态或幼稚的方式呢？我们可以看到，任何正常的渠道都会引起他的焦虑和恐惧。比如见到异性非常焦虑，从而回避，对手淫很恐惧。一方面认为是劣迹，另一方面担心会导致将来性功能丧失，从而严厉克制。总之给人的感觉就是只要他试图通过正常的方式释放性冲动时，就会感到强烈的焦虑或恐惧，为了避免这种焦虑或恐惧，他放弃这些性的释放途径或方式，代之以其他非正常的方式。这就是他的行为模式，这种行为模式显然不是在短时间内形成的，而是在过去的人格发展中形成的，特别是在童年时期形成的。

弗洛伊德认为这种对性的恐惧起源于俄狄浦斯期 (Oedipus)，当男孩子对母亲显示性的意愿时，来自父亲的阉割威胁令其感到万分焦虑，所以弗洛伊德又称这种焦虑叫阉割焦虑，也称乱伦焦虑。这个病人有关童年时期的某些记忆，令我们相信他存在这种焦虑；能记住的最早的事件发生在5～6岁，一次偶然看到姐姐的外生殖器，立刻把头转过去，感到不好意思；7～8岁时走亲戚，晚上睡在表姐的旁边，感到非常害怕，整夜不敢动；10 岁时看到母亲乳房感到害羞。所有这些都表现出一种乱伦的焦虑，如果注意一下他成年后对姐姐使用过的被褥的恐惧，就会更加感受到他内心的阉割焦虑或乱伦焦虑是何等强烈。

由此演化而来的就是对性的一般性恐惧，病史中已有详细描述，诸如对异性的回避、对性诱惑的厌恶和对手淫的克制等。阉割焦虑源于对父亲阉割的威胁，这是一种象征性的说法，其含义是社会对儿童期性冲动或乱伦冲动的禁忌，而父亲就是这种禁忌的代表。从这个病人对父亲的描述中，可以感到他有一个非常强大且专制的父亲，这意味着禁忌力量非常强大，因此他经历了十分强烈的阉割威胁，强烈的阉割焦虑就是在与专制且凶暴的父亲的关系中形成的。

他最早出现失眠是在 17 ~ 18 岁，从病史上看，当时性的压力是非常大的，如此才有强烈的手淫要求。由于存在阉割焦虑，手淫这种行为自然唤起未解决的俄狄浦斯冲突，导致焦虑，最后影响睡眠。从理论上讲，俄狄浦斯期的冲突以儿童期时的压抑指向母亲的性冲动向父亲认同得以解决，到了青春期，性的发展进入一个非常活跃的时期，而且发展非常迅速，相应的自我和超我的发展则相对落后，由此儿童时期将再度经历俄狄浦斯期的冲突。在这个病人身上这一点表现得非常典型，他有强烈的性冲动需要释放，而他的超我依然是老样子，自我如此虚弱夹在本我和超我之间，摆动不定。时而支持本我，通过手淫释放性压力；时而转向超我执行惩罚任务。具体表现就是手淫及手淫的严厉克制和之后的自虐。

理解了他的基本冲突之后，他表现出来的其他奇怪的行为就很容易理解。他顽固地坚持手淫导致早泄和阳痿的观点是他控制手淫的一种方法，这是一种合理化的，是他为自己找到的"科学"理由，从而可以有根据地对性冲动进行严厉的控制而不感到是在对自己实施虐待。正因为存在这种动机上的需要，所以，他对那些与此观点相反的，而且是真正的科学观点视而不见。如此可以理解为什么他接触了很多有关手淫的非传统观点和知识，可就是将其拒之门外，相反却顽固地坚持传统的观点。这里的潜意识意图是避免阉割焦虑，表面上是为了将来保持良好的性功能，而实际则是害怕进行手淫，害怕出现阉割焦虑。他也知道性对成年人来说是正常的，所以就不能完全拒绝，但目前又没有其他方式，只有手淫。如果手淫本身不好，那么就可以不发生性活动，就可以满足超我的要求，避免了超我惩罚带来的焦虑。

他在热恋中体验不到应有的激情和愉悦感；他感受不到强烈的性冲动，对女友的性诱惑轻松自如地就可以抵御过去。这里他无意识地采用了隔离这种防御机制，将情感体验同思想观念分隔开来，如此避免导致进一步焦虑。上文中提到他认为手淫这种方式不好，现在有了正常的途径，他的表现如何呢？依然是一种拒绝，没有激情，没有冲动。所以毫不奇怪，要开始性交了，他就早泄和阳痿。这是一种躯体化的表现，情绪的问题转变为身体的症状。症状有明显的意义，就是不进行性交，目的同样是避免阉割焦虑。

他对性功能过分担忧，担心自己的阴茎勃起不坚硬，手淫中出现一点痛就与将来的性生活失败联系起来。这种过分的担心，反复挥之不去的顾虑，不能不让人产生怀疑，他到底是害怕性功能出问题，还是希望出问题？我以为这是反向形成。真正的意图是恐惧有性冲动，希望阳痿，这样就可以不发生性活动，不引起超我的惩罚。他的失眠可以理解为是躯体化——情绪冲突以生理或身体的症状表现出来，不过发生的层次更接近意识层面。

总之，所有上述的表现，都体现他内心的冲突。一方面，某些行为或防御是自我 (ego) 为满足本我的，比如强迫性的性幻想、手淫等；另一方面是满足超我的。实际上大多数的不合情理的行为，都是防御超我的惩罚，避免这种惩罚带来的阉割焦虑。

在性问题方面的工作有了良好的进展后，失眠这个症状依然不时地反复，这不能不考虑在上述因素之外存在其他原因。他的病史中可以清楚地看到，失眠总是在经历一些重要的事件时发生，比如高三面临高考压力，工作后倒班的变动以及出国培训等。此外，尽管在严厉地克制手淫，但一直存在，可中专时失眠就自然消失了，其他时候失眠也可以不出现。再有面对权威领导或竞争者时的焦虑也是重要的因素。这些材料在病人的移情发展过程中被逐渐整合在一起，从而获得良好的解释。

病人在治疗中移情的发展可以分成三个阶段：开始他把医生视为母亲，显得无拘束，信任，接近；之后又视为父亲，表现出疏远和惧怕；最后变得能客观现实地面对医生。相应症状的缓解在第一阶段非常突出，而在第二个阶段则倒退了。从他的背景材料可知，童年时期他的父亲对他太严厉了，不给他任何表现的机会，无论在什么任何情况下都必须绝对地服从，这样使他的竞争力完全被压抑，成了一个完全顺从、谦卑和没有竞争力的人。象征性地讲，就是父亲容不下他的竞争，把他阉割了，使他变成了一个去了势的男人。治疗中这种关系被重现在诊室中，表现为对医生的顺从、听话和情感疏远。他不敢争论，没有竞争，不敢表达敌意和攻击，完全是一个被阉割的形象。他不是真的没有敌意攻击，这些被移到更加弱小的人身上，而且表现得异常强烈；在领导面前非常胆小懦弱，而在幻想中却充满了同想象中的权威领导的争论、抗争和竞争。由此，表明这方面强烈的压抑。

这个病人的核心问题依然是阉割焦虑，它来自俄狄浦斯期与父亲竞争的失败。换句话说，阉割焦虑最一般的表现是没有竞争力，没有活力，而性只是这种阉割的一个表现方面。当他成年后，突然发现自己已经被阉割掉了，而他依然是个男人，这种冲突让他非常痛苦。如此，我们也可理解他的失眠总是在具有竞争意味的事件发生时出现，就如同性方面的恐惧一样，当需要他表现竞争力的时候，他的焦虑就出现。这样他的才能就不能充分表现出来，他的创造力不能得到发挥，他不能在社会上获得应有的地位，就好像他本来可以考上大学却只上了中专，而比他差的人却获得比他好的成就一样。这一切都能引起他心里强烈的不平衡，导致严重的自卑，引发强烈的冲突。

注：本案选自孟宪璋。一位失眠患者的精神分析治疗。中国临床心理学杂志，2000，8（2）：124-127。

失眠的存在主义取向治疗案例

张敏（化名），女，35岁，五年来一直失眠，试用过"各种"药物和养生的办法都无果而终，最后，在一位朋友的建议下，她来到了心理卫生科门诊求治。

一、治疗经过

第一次见面：

张敏说自己最近每天晚上都辗转反侧，直到凌晨四五点才能入睡，一天的睡眠时间加起来只有两三个小时。她每天必须工作9小时以上，因此每天起床、按时上班对她而言是个极大的挑战。她被失眠问题搞得筋疲力尽，每天闹钟响的时候都会感到困倦和恐慌，而这种生活模式已经持续了近五年。

一开始，张敏就表示，自己在睡眠问题上面已经跑过很多医院，尝试过很多方法，比如中西药、针灸、助睡眠的床和枕头等，心理咨询也做过2次，然而这些方法对睡眠并没有带来实质意义上的改变。

　　她是一个非常成功的事业型女人，在公司里任职高管，给人的印象是：举止优雅、言辞犀利、自信、见多识广且受过高等教育，是个富有魅力的职业女性。

　　她来咨询时，明确地告诉咨询师，她不想浪费时间，这也就意味着她在表达，她是不会轻易被说服的。

　　她希望找到立竿见影的方法，希望立刻摆脱失眠的困扰。在她看来，一旦自己的持续性失眠问题得到永久的解决，她的生活将会变得非常完美。

　　当咨询师试图与她探讨人的"存在性"主题时，她说："我已经'了解'过了，存在主义治疗是一种以行动为主的哲学，在这种哲学思想的指导下人们可以完全按照自己的意愿主导生活。"

　　听完这句话，咨询师首先明确地告诉了张敏，心理咨询不可能完全解决来访者生活选择权的问题，不过表示理解张敏希望过上"我的生活我做主"的心情。咨询师进一步指出，失眠仅仅是表面现象，它所反映的往往是深层次的生活方式、人生意义以及价值观等方面的问题。以失眠为突破口，张敏不仅可以探寻自己的价值取向，还可以借此发现一些其他的"存在性"方面的问题，如死亡恐惧、害怕存在性、自由与孤独等。最后，咨询师再次向张敏强调了咨询过程中要诚实地对待自己的内心，要正视真实的自我、生命本身的无意义、终有一死以及孤独等"存在性"问题。咨询要想取得良好的效果，咨询师与来访者双方必须要精诚合作。对方表示赞同。

　　在了解张敏的困扰后，咨询师给她安排了心理评估，结果如下：

　　90项症状自评（SCL-90）：躯体化、强迫症状、人际关系、抑郁四项因子分为轻，其余因子分为无。

　　明尼苏达多项人格测验（MMPI）：疑病（61.68），癔症（63.91），偏执（59.84）。提示可能存在的人格特征为：常表现出头痛、胸痛、背痛、肢端麻木、震颤，以及神经性厌食、呕吐、肥胖等进食障碍和虚弱，乏力、眩晕、失眠等功能性障碍。这类个体表面上开朗、外向，试图以过度控制来博取人们接受。实际上不成熟，以自我为中心，自私，过分运用否认，投射，合理化心理机制，经常表现出矛盾，想依赖于人，又为自己的依赖感到不安，欲得到别人的关注和同情，又把困难怪罪于别人。

应付方式问卷（CSQ）：解决问题（0.92），合理化（0.36），自责（0.00），求助（0.60），幻想（0.00），退避（0.20）。

安排一次正念呼吸训练，并要求她回去自行练习。

咨询师与张敏约定每两至三周进行一次治疗。

自此，治疗过程真正开始。

第二次见面：

张敏谈到，自己近几年来一直有一段痛苦的往事：她曾在两年内连续三次流产，前两次因为工作的关系，后来，当她想要孩子的时候，又意外流产。三次流产经历让她感受到了毁灭性的打击，她现在有些认命，而且对流产的孩子充满负罪感。家人、朋友投来不解的眼光。

在她详细地描述了这段经历和感受后，若无其事地摇摇头说，"算了，就这样……"仿佛要将这段不堪回首的往事从生命中抹去。她的丈夫也是一位事业男，姓杨，认识的人都称之为"大杨"。

不需要咨询师的参与，在15分钟的时间里，张敏一个人将自己的困惑讲述得清晰而切题，语言丰富而且生动，语音语调极具感情色彩和感染力。此外，她还表现出一种超凡的能力——前一秒钟看她还处在绝望挣扎之中，下一秒钟可以立刻恢复如常，再次用平静的语气侃侃而谈。

作为听众，咨询师感受到了张敏强烈的主观意识，她不仅能完全掌控自己，还能够完全掌控生活，因此，她再次表露出似乎没有必要来到这里寻求心理帮助。咨询师本想先打断张敏滔滔不绝的谈话，最后还是静静地听着，直到她停下来。

她希望咨询师马上给出一个答案，为其"指点迷津"，她认为"我花钱接受心理咨询是为了得到'有帮助的结果'，不然不如找其他能帮助我解决问题的人"。下面是她与咨询师间的一段对话：

咨询师：（以极慢的语速，一字一字地说道）你觉得你的问题有具体的解决办法吗？不妨我们花些时间去思考你的问题，而不是急着去寻求解决的方法，怎样呢？

张敏：（马上不安起来）这恰恰是我觉得最难做到的一点。我可以很好地安排我的工作，很好地对待我的员工，很好地安排好旅行中的各项事务，即使是在最忙的季度，我也能在四处奔走中处理好所有事情。只要我在活动，在工作，在为各种事情忙碌，我就能做好所有的事，我很以此为乐，即使是在最最困难的时候也是如此。这是一场游戏，而我就很擅长这种游戏。它是如此地吸引我，与我日夜相伴，我几乎没什么时间来考虑个人问题。

咨询师：即使是在晚上，在睡不着的时候，你难道还在想你的工作吗？是你的工作让你失眠吗？

张敏可以肯定，自然是她的工作。

张敏：我可不是一个自我放纵的人，即使是在连续流产的那段日子里，我也没怎么考虑过自身的不幸。我只担心如果我不在的时候，公司能否正常运转。

听起来这是她"引以为豪"的事。

咨询师给其布置家庭作业：

（1）花点时间认真考虑一下，看看是什么让你觉得工作是如此有意义，是什么东西会如此重要，以致日夜占据着你的内心。

（2）观念头训练。

第三次见面：

张敏开始深入探索自己的兴趣爱好，甚至是崇拜工作的原因，并进一步思考在工作中所扮演的角色。

她在工作中的确做得非常好，当她和同行讨论工作的时候，她总能很好地调动他人的情感，并且她非常不喜欢懒散和愚笨的人。可是当需要探讨她的内心和灵魂的时候，她的思维方式却发生了极大的改变。她不习惯花时间来审视自己的内心，她的态度完全是行为导向和反应导向的，公众的需要似乎主宰着她的世界观。

她举了一个例子：当有员工惹她生气时，她会用转移注意力的方法控制情绪。当她努力去思考哪个项目应该从长计议，哪个项目正在遭遇发展瓶颈时，使用这种方法，就能控制住自己不发火。

她还坦承，一段时间以来，她始终把获得领导的尊重和认可视为行动指南，她的生活也一直围绕着如何实现这一目标而努力。其实，以她目前在行业内获得的尊重和影响看，她的梦想早就变成了现实。如今，她梦想成真，顺利达成了目标，问题也就出现了——再也找不到当初的自我价值感了。随之而来的是她生活哲学中的问题日益暴露出来，久治不愈的失眠正是对她内心虚弱、无力控制一切的真实心境有力的写照。几年前那段频繁流产的经历也似乎一直在提醒她——是个失败者！

所有这些堆积起来，让她觉得生活越来越不快乐。现在，她开始严重怀疑自己在这个世界中的位置，她甚至不知道付出那么多，取得了所谓的成功有何意义。尽管没人怀疑她对公司和生活的主导及掌控能力，但她从中获得的快乐感却越来越少。她很明显地感觉到自己正慢慢地陷入一种心力交瘁的状态，她觉得自己做很多事情并非出自"真实自我"的意图，而是为了满足他人和外部的要求。事实上，她按照外部要求做得越多，获得的自我满足感就越少，也就越不快乐。但是，面对现实，她又觉得自己必须这么做。她觉得自己就像是一个吸毒成瘾的人。

也就从这一刻，张敏第一次表露出对于自己过分依赖成就欲和控制欲的担心。这一次，张敏的"女强人"形象开始丢掉了，面对咨询师更坦诚了。

咨询师给其布置了"具身冥想"练习——观身体感受。

第四次见面：

张敏的价值体系开始呈现出来了，她已经放弃了防御，开始客观而审慎地评估自己的生活。

这一次，张敏谈到了夫妻关系。

张敏：就在几天前，我和大杨大吵了一架，我承认，其实，一直以来我内心有着深深的恐惧——害怕婚姻会失败，但一直将这个恐惧掩藏在心底。

她认为自己之所以会有这种担心，与她自己的行为取向有关，也与大杨有关。

张敏：和往常一样，这次大吵还是与两个人谁说了算有关，而且将当时在场的一大群朋友也牵扯其中。当众的争吵可让我觉得蒙受了奇耻大辱，当时真的是怒不可遏，饭还没吃完就离开了，本想回家，后来去商场逛了一圈。

当她谈起时还是那么的愤怒，"当时真的有想杀了他的冲动，他当着那么多朋友的面羞辱了我，就是一个神经病，想想就气不打一处来。哼！"

当时的张敏面对丈夫的"羞辱"，第一反应是逃避，更不愿承认自己存在不足。尽管她有一百个理由去反击丈夫，向朋友们证明是大杨的错。

下面是她与咨询师间的一段对话：

（体会到张敏的糟糕体验）咨询师：问题的关键不是羞愧的感觉，而是羞愧的经历。这个经历会使得你要面对坚定的意志力受到动摇的挑战。

到底是什么让张敏感到自己受了羞辱呢？

咨询师：或许你应该感谢他敢于和你争吵的勇气呢？正是通过这件事情让我们了解到，不管面对什么困境，你都能坚持完成工作，似乎你能忍受一切。你也可以反击，并很有把握自己会赢，但这样的话，你也许就失去了认识自身缺点的机会，或者你会因此而无法发现这件事情所带来的其他后果。

张敏不解，觉得咨询师将事情搞得复杂了，然而，紧接着她陷入了沉思，似乎有所被触动了。一两分钟后她抬起头说了下面一番话："我现在想想，自己一直在不停地忙碌，就像头老黄牛一样，却从未停下来审视一下自己的内心。即使在睡不着的时候也总是不停地想工作上的事情。"

咨询师：即使在你感觉到受了羞辱的时候，即使在你最为珍贵的东西离你越来越远的时候，你也不曾考虑过内心深处的真实感受吗？

张敏：我怕受到伤害，因为不想受伤害，不想失去现有的生活，所以就一直忙碌，远离不必要的伤害。

咨询师：的确，你越跑越快，直到没人能赶上你，甚至你自己的灵魂都跟不上自己逃离的脚步了。你跑得如此之快，甚至找不到时间来休息，更没有时间来修复曾经受伤的心。这种感觉就好像总是"时不我待"一样。

她也觉得自己是在忙碌中浪费了很多生命，她追求虚幻，尝试控制一切。可是除了自己的幻想，她什么都控制不了。她用了一个词"刚愎自用"，她的内心从未平静，这就是代价。她找不到内心的平静，失眠、失去爱情、失去孩子……她渴望一切，最后却发现两手空空。她身边的人看不起她，哪怕没有欺骗过他们。

咨询师给其布置了作业：观情绪训练。

第五次见面：

张敏说，经过前四次的交谈，现在，她终于明白，对她来说最珍贵、最重要的事情是过上充实而满意的生活。下面是她与咨询师间的一段对话：

张敏：过去，我认为满意的生活意味着得到他人的认同，于是疯狂地追求事业上的成功。所以，凡是能让生活看起来更有"意义"的事情，我都不愿放过，我觉得，只要成功了，别人就会认为我是完美的。

由此，张敏内心深处的自相矛盾不仅从意识深处浮现出来，而且赤裸裸地呈现在眼前，让她无处可逃。同时，她也意识到，一直以来所追求的生活，与内心深处所向往的生活完全背道而驰。

张敏：现在看来，我的生活根本不完美。完美生活应该是，人们能够在生活中表现出真实的自我，发挥所长，并能在这个过程中享受到宁静的感觉。可是我过得却像是陀螺一样的生活，不停地旋转，不停地忙碌，在追逐他人认同和不断的自我质疑中无法停下来。

咨询师：失眠只是你内心矛盾状态的外在表现。你从未想过要把操纵、控制等左脑思维模式停下来，去培养感受、体验等右脑思维模式，以便恢复自己自然的睡眠能力，而是不断上当，在失眠时继续保持忙碌，而这恰恰令你的睡眠陷入了恶性循环。

现在的张敏终于明白为什么尝试各种办法都没能好好睡上一觉，那是因为她不愿意把自己交托给"黑夜"——无法放下意识的控制，害怕自己的无意识，一直试图控制睡眠，而不是随遇而安、自然而然地入睡。她一直希望达到想睡就能睡的能力，却从不按睡眠规律行事；她总是控制和强迫自己睡着，却从不相信自己能够安然入眠。她睡不着，不是不想睡，而是不相信自己其实是有能睡着的能力。她从不认为可以不费力就能得到一切，所以在对待睡眠问题上，她也觉得必须努力，才能睡着。在这种"行动"模式的指引下，她更喜欢操控睡眠，然而她需要的却仅仅是降伏自己，顺应睡眠的规律。

当然，睡眠还只是一个小问题，它只是张敏错误理解自身和世界的一个附属品。就像她对丈夫大杨的一个态度，她的意识时刻处于警戒状态：时刻准备好进攻或反击。她从不相信自己可以和丈夫相互理解、共情、建立起亲密的关系。

回顾刚开始咨询的时候，张敏坚定不移地相信自己的人生是成功的，现在却开始怀疑自己是个彻头彻尾的失败者。她自己也说不清为什么总是要走极端，仿佛只有这样才能证明她的活力，证明她的存在。就像匿名戒酒十二步法第一步所说，"我承认，我对酒已无能为力——我的生活已变得无法收拾"，现在，她开始透过表面现象去思考问题，并开始考虑没有孩子带给她的困扰。她一度把流产看作上天对她刚愎自用的惩罚。为了满足控制欲，她已经付出了太多。她终于清醒了，明显地看到了过去的控制，不仅没让她满足，反而促使她更紧地控制一切。

她的态度与两个月前第一次来咨询的时候明显不同了，她不再试图弄清楚自己的人生究竟有何意义。她决定要好好地处理一下生活中的事情，同时她也想静静地审视一下新的人生理念和想法。她知道心理咨询与治疗的目的不是为了帮她抚平创伤、除去失眠等困扰，而是引导她探寻生命和生活的真谛。

咨询师给其布置作业：慈心观冥想。

第六次见面：

张敏在暂停两个多月的咨询之后，再次预约咨询。她这次前来略带成就感。她说："这次咨询是想弄清楚到底什么是自己想要的生活。"

她觉得，自己以前的经历已经很好地证明社会成功并不能给她带来愉悦和满足感，那么，是什么样的生活才能让她感到愉悦和满意呢？她很想放弃自己的控制欲，很想探寻隐藏在控制欲背后的人际关系和生儿育女的奥秘。

现在的张敏终于意识到，自己需要学会向生命本身的规律臣服、向自己的潜意识臣服、向基本的存在性主题臣服。要做到这一点，唯一的方法就是先学会停顿的能力，放慢脚步的能力，以便让自己的灵魂跟上来。明确这一点后不久，她得出了一个重要的结论：要找到真正的人生意义和价值，生活本身也许并不会有多大的改变，变化的是她的内心状态和看问题的视角。换句话说，她已经明白了心理学家巴里·马吉德的经典名言——痛苦不会"从"生活中消失，而是消失"进"生活里。

咨询师给其布置了作业：宽恕冥想。

第七次见面：

三个月后，张敏再次预约咨询。她告诉咨询师自己怀孕了，并决定生下这个孩子，而且已经辞掉了工作，在所有人错愕和佩服的目光中开始了自己全新的生活。尽管新生活中也存在不少的麻烦和苦恼，但她还是义无反顾地投身其中了。

咨询师考虑到张敏家与心理门诊的距离，与她约定接下来借助网络平台（发邮件、QQ留言等）进行交流，必要时再约定时间面谈。

下面是张敏发给咨询师几段辞职后的生活经历和感悟：

因为怀孕，因为要照顾孩子，我每天依然忙碌。但是，失眠再也不是什么了不起的问题了；我的身心已经感受到了一种从未有过的放松，而在这之前，我总是把注意力集中在"自己之外"。当然，现在并不是没有问题，一些新的问题也是不断出现。伴随着小宝宝的降生，我和丈夫、孩子的关系，以及和公公婆婆的关系也随之改变，这会给我的生活带来烦恼，但我已经不会逃避了。

……

生活中的挑战无处不在，根本不可能在一夜之间解决所有的问题。而如何理解人生，按照何种价值观生活则是一个不断变化的过程。有句话说得好，"人生是一场冒险的旅程"，这个过程不是一成不变的，而是"无常"的。要想明确内心深处真正的追求，首先要做的是先停下来，审视一下自己的内心，看看原来的价值导向是否真的是自己想要的。

其实，在这个世界上没有什么是永恒的、一劳永逸的；我们都非常渺小，唯一能做的是好好爱自己、爱家人、爱生命中的点点滴滴。

二、小结

在现代高速发展的社会中，由于找不到自己的存在感，有人从各种幸福哲学、养生书籍和大师处寻求慰藉，希望借此应对"人固有一死"的恐惧；有人从追求物质财富、权力和时尚中确立自己的"存在感"，希望借此逃避生命本身的"无意义"；有人靠不停地忙碌、工作、趋同、应酬来充实生活，希望借此来逃避内心的"孤独"和"存在性自由"；有人不断用药物控制自己的焦虑、抑郁、失眠等心理痛苦及各种躯体不适，借此麻痹自己的躯体与心灵的感受，使自己免受直面"存在性"困境的痛苦……

本案中的张敏即是如此，尽管她的潜意识持续地通过失眠来提醒她——自己的生活方式存在问题了，但她依然采取逃避的态度，"假装"

问题不存在,不断地通过忙碌和控制来生活。

　　作者在"禅疗三部曲"之《做自己的旁观者:用禅的智慧疗愈生命》的前言中曾提出:

　　生命是一场冒险的旅行,无论是专注于出人头地、拼命地积累物质财富、忙于消费和娱乐,或者是忙于养生保健,我们都逃避不了死亡、无意义、孤独、自由和限制等基本的生命主题。如果我们想要"疗愈生命",就必须深入人的"存在性"困境。

　　本案中张敏曾经所付出的代价也证明此言不虚。有存在主义取向治疗经验的人很容易看出,心理治疗前的张敏一直在用世俗所谓的"成功"来解决自己的存在性困境。她一直在努力寻找一种能满足她的所有需求,能为她的职业、家庭以及她的私人生活都留有空间的生活方式,这一追寻几乎占据了她全部的生活。她用一种控制和"独裁"的方式发挥着自己的潜能,不顾一切地投入工作,甚至没有喘息和享受劳动成果的时间。她像陀螺一样不停地旋转,筋疲力尽又无从补充能量,更谈不上过理想中的完美生活。

　　其实,价值观只负责引领生活,但它并不保证一定会带来幸福。在经过存在主义取向的治疗以后,她依然会继续这一追寻,但她已经能"安住当下",不期待能找到一个永恒或确定的答案了。

　　作者体会,在帮助来访者决定他们期望以何种价值去生活的过程中,咨询师首先要帮助来访者理清其价值观,并让他们明白这种价值观可能带来何种后果,产生何种影响。一旦来访者真正清楚什么是自己最想要和最看重的生活、什么是最值得追求的人生价值、什么是可以为之付出生命代价的努力后,他行为的动力源就找到了。

难怪禅学中把"我执"和"法执"当作痛苦的根源，人们的确总是不自觉地盲从于生活，把精力随意地消耗在偶然出现的事情上，可对于行为的后果和影响却往往缺乏充分的考虑。除非迫不得已，很少有人会主动反思人生。

总之，从存在主义治疗的角度看，只有能够洞悉自己的能力，积极地反思自我、带着敬畏感面对生命的"存在性"困境的人才有可能彻底摆脱包括失眠在内的诸多痛苦。因为，能够深刻理解人类存在、知晓该往何方努力的人，一定会赢得更加丰富的人生体验，对生命的体悟也会更加深刻。英国的精神分析学家乔治·弗兰克尔曾对此作了精辟的总结，谓："不仅在年纪上，而且在成熟水平上成为成年人，意味着个体能够认出社会的残缺和疾病，并为人类潜在的远景努力奋斗。"

注：案中的观呼吸、观情绪、观念头、观躯体、宽恕的冥想方法请参照上文《失眠的正念治疗案例》，慈心观冥想的指导语如下：

现在，我们来进行慈心观的修习。

采取坐姿，你的目标是培养对自己和他人的爱，承认一个事实，无论我们对外如何表现，人人都能体验到恐惧、悲伤或者孤独的感觉。所以，在这段练习中，应当祝福自己，并将祝福转换成对他人的爱。

首先，感觉一下你的身体，调整坐姿，尽量让每一个部位都稳定、放松。然后，专注观照一下你的呼吸，然后观照全身。

准备活动做好之后，通过对自己说下面的话来表达你对自己的爱：

"愿我平安，不致遭受苦难的折磨。无论发生什么，我都会保持快乐和健康，愿我能够轻松地生活。"

不要着急，慢慢来，把讲出上面字句的声音想象成鹅卵石掉进深井里发出的响声。每次扔下一颗鹅卵石，然后倾听声响、思绪、感觉、身体知觉，无论身心出现何种反应，不要判断对错，它们都是你自己的反应。

　　"愿我平安，不致遭受苦难的折磨。无论发生什么，我都会保持快乐和健康，愿我能够轻松自在地生活。"

　　如果你发现很难对自己产生爱的感觉，不妨想想某个无条件爱着你或者爱过你的人，甚至宠物。当你切身感觉到他们对你的爱的时候，看看能否对自己也产生这种爱。

　　"愿我平安、快乐、健康，愿我轻松自在地生活。"

　　选择一个特定的时机，想想某位爱你的人，以同样的方式祝福她或他：

　　"愿他们平安，不致遭受苦难的折磨。无论发生什么，他们都会保持快乐和健康，愿他们能够轻松自在地生活。"

　　接着选择一位陌生人，可以是你经常在大街、公交车或者地铁上见到的人，你能认出对方，但也许不知道他们的名字，对其既不喜欢也不讨厌，虽然你不认识这些陌生人，但他们的生活极有可能像你一样，充满了希望与恐惧，他们像你一样也需要快乐，所以，请记住这些人，重复下面的话，祝福他们：

　　"愿他们平安，不致遭受苦难的折磨。无论发生什么，他们都会保持快乐和健康，愿他们能够轻松自在地生活。"

　　现在，如果你愿意进一步拓展本次练习，可以找一个自己不喜欢的人，不一定是你最不喜欢的人，只要感到不太喜欢即可。或许是工作时遇到的，或者家庭中的某个人，你目前对其有一定看法。无论选择了谁，你都尽量允许此人的形象在内心和脑海中停留，承认他们也希望过快乐的生活：

　　"愿他们平安，不致遭受苦难的折磨。无论发生什么，他们都会保持快乐和健康，愿他们能够轻松自在地生活。"

　　如果你感觉不到爱，不要担心，只要保持意念上的友善倾向即可。请记住，无论什么时候，一旦出现了紧张的感觉或者极端的想法，你总是可以通过观照呼吸的方式，找到锚点，以便关注当下，善待自己。

最后，把爱扩展到所有生灵，包括你爱的人、陌生人以及你不喜欢的人，这里的目的是，把你的爱扩展到地球所有的生灵身上，请记住，所有生灵当然也包括你自己：

"愿大家都平安，不致遭受苦难的折磨。无论发生什么，我们都会保持快乐和健康，愿我们能够轻松自在地生活。"

最后，把注意力引回呼吸和身体的知觉上，在对当下一刻的清醒觉知中休息，做现在的自己，保持身心的完整和独立。

失眠患者的康复日记（一）

项女士，女，31岁，初中文化，已婚，育有一女，曾引产过一次。2017年1月因为失眠问题来台州医院心理卫生科就诊。

一、临床特点

项女士的失眠开始于一年之前的脑胶质瘤手术后，当时整个人很累，非常害怕自己存在其他的健康问题。尽管手术的医生告诉她"手术非常成功"，内科体检"未见异常"，但她仍然显得不放心，一边担心是"脑肿瘤"引起的失眠，现在已经无法医治了，另一边又担心这样下去会引起"肿瘤"复发以及其他身体问题。

心理评估情况如下：

1. 90项症状清单（SCL-90）

躯体化（重度）：有时感到头晕或头部不适，如紧绷、胀等。偶尔会有胃部不适、胀气、嗳气，有时出现心跳加快、心慌，有时常有疲倦的感觉。

人际关系（中度）：性格基础是内向、敏感、胆小且易害羞。在陌生人面前不多开口讲话，显得害羞。心理较脆弱，有时会因别人不理解她而痛苦。

焦虑（重度）：经常有不明所以的担心、紧张，无法掩饰的焦虑状态，如心跳、心慌，常有出汗，手指轻微的颤抖，有时出现坐立不安的现象。

抑郁（中度）：自我评价比较低，情绪明显低落，常有愁眉苦脸的状态，兴趣减退。有时会哭泣或有活着太累的想法，失眠常见，食欲不振。

2. 明尼苏达多相人格测验（MMPI）

疑病分74，癔病分82。为13/31模式：这种模式的患者，往往被诊断为疑病症或癔症。

3. 房树人测验

精神动力低下，社会生活不适应或性格内向，情绪忧郁。

提示可能存在严重的性格障碍，具有与众不同的思维方式。

在家庭中，与其他家庭成员无精神上的交流，情感冷漠，具有孤独化的倾向。

说明内心存在不安，然而在表面装着坦然，虚荣心强烈。

对测验具有警戒心，人际关系上存在不安，自我概念确立困难，回避人际交往；不愿暴露自己的内心；对某种性别的人排斥；隐蔽其对性的关心。

提示性格内向，癔病倾向。

表现出性角色不明确，对人具有戒备心，对现实有逃避倾向。

提示具有内在的心理冲突。

丧失自主的勇气，人格不稳定。

二、康复经过

在分析其心理评估结果后，发现项女士失眠的背后存在着生活模式问题、家庭关系问题、成长过程中未解决的潜意识冲突问题。在第一次就诊之后，医生同来访者约定三至四周一次咨询与治疗，主要通过日记疗法帮助她进一步认识自己，结合正念禅疗理念去实践，通过后续为期 4 个月的诊疗，来访者逐渐与自己的内心"和解"，也逐步走向了自我疗愈。

以下是来访者历经 4 个月的日记内容，"【 】"内容为医生注解。

2017 年 2 月 4 日

早上 7 点 40 分起床感觉眼睛有点痛，可能是昨晚醒了 3 次没睡好的原因。【错误归因了，与睡眠无关】吃了早饭，接着回到床上听着音乐做了 40 分钟的身体扫描。做的期间全身总是不定位地发痒，以至于忍不住要去挠【"不管症状，只管行动"，给这种感觉贴个标签即可】，越做越心烦……后来下楼去爸爸家拜年，到的时候，很多客人都来了，都是我最熟悉的人。堂哥问我怎么还不要第二个孩子呢？他这一问不禁让我想起之前那个打掉的孩子【这些积压的事与现在的痛苦有关，需要探索】，他不知道打胎的事情，接着开始吃饭，边吃边想，不知不觉眼睛又开始撑不住了，觉得好累，好想闭上，心里一阵阵发烫，莫名其妙地在担心，一直心不在焉，他们还在吃，我就说自己吃好了，上楼去了。躺在床上做了一次内观呼吸，不知不觉地睡着了【所以说，失眠的治疗是个"悖论"：只有做与睡眠相反的事，才有可能睡觉】，大概有四五分钟醒来又开始心烦了，觉得做这些很麻烦，又莫名其妙的心里压得难受，胸口堵着很想发火，女儿一直叫着要出去玩，我就起来带她和朋友一起出去转了一圈，玩得也不开心，感觉提不起精神，一直是眼睛睁不牢的状态，脸部都觉得僵着酸，心里一阵阵地发烫，不知道担心什么，就是开心不起来。【这就是"注意力固着"的问题：你的所有注意力全在自己身上，所以身外美好的东西都"视而不见"了。】回到家大概一个小时过去了，头、脸、眼睛还是不舒服。妹妹说带我出去走走，其实也是逼着自己出去的，因为实在是没精神。【因为潜意识积压得太多了，这些症状都是焦虑的表现。】

　　晚上9点钟，坐下来写今天发生的事情，接着就去洗澡了。洗澡期间又在想后悔的事情，如果不是因为打胎，就不会得焦虑症，没有焦虑症，就不会知道头上的肿瘤，也就不会去做手术，更不会失眠，很想把这一切抓回来，回到过去，心里越知道回不去就越绝望，越清楚没有后悔药心里就越难受，就这样脑子里一直循环着这些问题。【这就是我们说的"自动思维"，也是我们需要练习"正念"，学习"接纳"和"停顿"的理由，洗澡时按照《与自己和解》113页里的内容去体验水与皮肤接触的感觉。】洗澡后出来问老公怎么办，回不去了，老公说："不想理你。"在沙发上坐了一会儿，就回卧室又继续写了这些内容，之后就躺床上做观呼吸，这时已经10点了。

　　做观呼吸的时候睡着了，大概1个小时后醒来再也睡不着了，心里特别难受。【那就继续做观呼吸啊！】

　　3点钟坐起来哭，又躺下去还是睡不着。又坐起来看书，老公开始厌倦我，他跑到沙发上去睡了，发现书里写的内容跟自己的状况好像，越看越难受，我不想要这种病，我真的得这种病了吗？怎么办？眼泪又不自觉地流下来，越想越不知道怎么办，我接受不了这种病，又想到了死，想到了那个孩子，想到了后悔这一切。【神经症只是一种"心理冲突"和"精神痛苦"，关键在于个体如何应对。】

　　已经凌晨5点半了。【可以不去看时间吗？】

　　【"习惯性思维"牵着你的鼻子走呢，"自动思维"了。首先要"接纳"这种状态，你越抗拒就越痛苦！】

　　2月5日

　　凌晨5点半做观体训练，睡到早上7点钟醒来。发现自己很累，全身无力，手握成拳头都没力气，可能是一整晚没睡的原因【又错误归因了】，躺到了8点半起床【越补觉越糟糕，早上早点起床】，吃了早饭然后看了几页《与自己和解》，发现自己看不懂，一行字都要来回看好几遍。发现自己现在变得很懒，也无法接受自己的睡不着觉。以前的我很爱整齐，很喜欢打扮和逛街，可现在化妆品对我来说都没用了【"忍受痛苦，为所当为"，尽可能运动、劳动就好，只要不把注意力固着在身体上，然后去接纳这种状态，你越抗拒就越痛苦】，接受不了，真的接受不了，可又能怎么样呢？

我知道我没办法，这又让我联想到从打胎开始的种种后悔，去做了正念葡萄干练习和正念走路，感觉自己很可笑，怎么就到了这种地步呢【"想归想，做归做"吧，尝试着"正念生活"！】，觉得这些做法没必要，现在是上午 10 点钟，还是不想洗衣服，什么家务活都不想干，女儿的头发也懒得给她梳理，可看着房间乱七八糟的心里又难受，宁愿这样空坐着也不想干，起身把衣服丢进了洗衣机，感觉心里有点恐惧，颤抖，一阵阵发烫，下楼喝了一包中药【你的情况可以先不用吃药】，感觉今天的药特别苦，看着药眼眶又湿润了。

回到楼上想看电视，一个综艺节目有搞笑的片段，每当自己笑起来的时候，心里总会有一种高兴不起来、压制我的笑。坐不住想起来去干点其他事情，可身体的那种懒又出现了，又不想做，于是就坐下来看书。看书的时候脑子里总会闪出以前快乐、开心的时候，不由得跟现在对比，突然又想到了那个孩子，如果存在那该多好（因为医生说怀孕会促使胶质瘤复发），就算可以生，也至少要过 5 年（这是我自己想的），想到孩子就恨不得现在怀上一个，好多假设、如果。后悔都随之而来，书里又看到不要怕死，心里在想我不怕死，可如果真死了，女儿不是成了第二个我了吗，不能这样。【不去认同头脑中的内容，只把这些念头当成"单纯的脑力活动"即可！】

看了一个小时的书后，起来晒早上洗的衣服，到阳台上习惯性地往楼底下看了看，发现自己好像没有那种想跳下去的感觉了，回头心里有一阵窃喜，接着去拖地，边拖边在想，我为什么要变成这样，虽然条件比不上别人好，但也不差，夫妻感情也不错，就是没有第二个孩子，那又怎样，人家一个孩子都没有的人多的是，我总比他们好吧……【这时参照《与自己和解》113 页的"正念生活"来洗衣、拖地多好啊！】这样想着我便回去看书了，后来老公叫我和他一起出去转一转。

回想今天眼皮好像没有那种睁不牢的感觉，虽然昨晚没睡，眼睛很累，头紧绷，很痛，可以肯定的是眼皮睁得牢了，心里又一阵开心。【所以说，焦虑者往往存在"夸大观念"和"灾难化想法"，最后发现自己一直处于被自己的大脑"欺骗"的状态。】

现在是下午 3 点钟，差不多转了一个小时就回家了，开始写我的成长史。这回忆【这些感觉长期积压就导致了现在的焦虑】让我流了好多眼泪，边写边哭，一直写到了 5 点半吃饭的时间，还是写不完，就去吃饭了，回来接着写，继续写到了 8 点钟，还是写不完，头及脸部绷得特别紧，好累，是昨晚没睡的原因吧，又开始担心晚上能不能睡着【得要打破这循环】，因为昨晚一夜没睡，起来去叫女儿洗澡，接着又看书，晚上能不能睡的念头又来了，洗洗之后接着看书到 10 点半，准备好了安眠药之后上床做身体扫描，做的过程又是全身到处痒，一直到处抓，根本没办法做，心里越想越火，这是为什么，11 点了还是睡不着，闭上眼睛感觉很清醒，心里很火，于是就起来吃了半颗安眠药。【睡不着时可以离开卧床或者在床上练习《唤醒自愈力》中的"正念地卧"。只要行动起来，让念头在那里，别去控制即可。】

2 月 6 日

大概 5 点半，被女儿上厕所的声音吵醒后就一直躺到 8 点钟才起床，【太迟了，以后 6 点就可以起来做事情】醒着没睡着的过程使得心里一阵阵恐惧，因为前晚没睡，昨晚又是靠安眠药入睡的，想到这些心里又在想怎么办，晚上会不会还要靠安眠药。腿开始有点发慌，去吃了早饭来洗衣服，今天的衣服是手洗的，因为有黑色和白色，不能一起扔进洗衣机，这是这些日子以来唯一一次及时洗掉的衣服。【挺好了，祝贺一下！】

下楼喝了一包中药，准备上楼做身体扫描，结果刚好碰到招工过来的工人，然后和老公一起跟他们谈了几句。突然发现我能见人了，也能谈话了，之前我见到人都是避开的，心里觉得很开心。【就像《绿野仙踪》中的故事，只要去行动，你就会发现：原来勇气、胆量、智慧、良心等品质在自己身上是全部具备的！】回到楼上晾了衣服，接着写回忆婆婆家的日记，发现每次写婆婆家的日记，心跳就会加快，心里会充满恨，不知该怎么写，毕竟跟婆婆生活的时间比跟妈妈在一起要多得多，所以要写的内容太多太多了，不知道该从何写起，写妈妈家的时候除了眼泪，心里还是很平静的，也很好写，下楼吃了午饭后就回楼上接着写。这时老公叫我跟他一起出去走走，坐在车里听着歌不知不觉跟着唱起来，心里又是一阵开心，因为很久没有这种感觉了。回来之后把干净的衣服收起来归纳到柜子里，把每天的内容都记在手机上，以便随时随地可以记录。【能实践就好！】

2月7日

早上7点半被电话吵醒，8点起床，昨晚无意中摸到胸部有一个肿块【担心吗？】，梦到小时候的一个玩伴也做了开颅手术，她的刀口很小，微创。【内在还有许多焦虑？】

早饭过后去附近医院做胸部B超，医院墙上贴了好多没成形的婴儿，看着跟我打掉的那个孩子一样，恨不得把他从照片里抓出来塞进自己的肚子里。做B超要排队到下午，就先回家了。眼睛开始睁不牢，午饭没胃口，只吃了几口，下午回医院做了B超，到家4点钟了，眼睛一直睁不牢，无心看书，晚饭时间跟婆婆顶了一句，回楼上看书，头好紧，鼻梁好紧，接着吃了 3 颗乌灵胶囊，因为下午医生说我年纪轻轻的，建议不要吃安眠药。

晚上看电视到 9 点，看书到 10 点，跟婆婆顶嘴的内容一直在耳边回绕，心慌，好害怕她，很希望能得到她的理解【自己理解自己即可】。其实在我心里婆婆的理解是很重要的，这些年跟她的相处，我知道她是不可能理解我的。【所以就"病给她看"？】所以今天去做胸部 B 超结果怎样都不告诉她，只要去医院能瞒她都尽量瞒，11 点上床做内观呼吸，没吃安眠药就睡着了，可能是乌灵胶囊的原因。【又错误归因了，睡着很可能与药无关，而只是"安慰剂"的作用。】

2 月 8 日

7 点半醒来，跟婆婆的对话还在耳边绕，心里又一阵害怕，感觉昨晚一直是非醒非睡的状态，但是有梦，梦见在参加同学会，做游戏，却突然被一个陌生人扇了一个耳光，自己还没回过神，那人就不见了，又去一个熟悉的人那里买衣服，夏天的衣服处理价格卖，我看中的那件又被别人买走了，于是一直在挑。【你内在强烈的不安全感，这个人类似"婆婆"吗？】

躺到 8 点半起床吃饭，之后 9 点了，整理出一些没用的东西扔了，吃过午饭继续整理，打扫卫生到下午 3 点，去理发店洗头。

眼睛一整天都睁不开，很累，头很紧。晚饭过后抄日记，心慌，不知道慌什么，觉得写字都有点不行了。无心看书，总会想到昨天乳房又检查出数个结节及小叶增生，又要吃各种药，想到自己有吃不完的药，中药、西药，再加上乳腺疾病的药就更心烦了，而且各种病都需要保持好心情才会好，我还想生孩子，这样下去该怎么办，成药罐子了，顿时感到了绝望，各种后悔又随之而来。无法控制心情，好嫌弃自己。【我可从来没建

议过你服药！】

9点钟，看会儿电视，又好害怕自己的心理病不会好，心好慌，10点上床看书，11点半做内观呼吸，躺着准备睡觉，发现一沉稳下来头部又会一惊一抖，之前也是一惊一抖很严重，服用中药之后，现在好很多了，今晚又出现了，直到12点半无法入睡，1点钟吃了半颗安眠药。【症状的出现与否跟所服用的药没有任何关系，而与你的注意力有关。以后晚上出去运动1小时。】

2月9日

昨晚1点钟吃了半颗安眠药之后，感觉也没怎么睡好，忘了是有梦还是没梦，5点钟醒来，心慌，7点起床，心一直慌，触摸胸口，心跳好快，一次次的心慌使胸口很难受，腿也跟着慌，只能在老公面前诉说。每次的诉说都能感觉到他对我的厌烦，对他来说事业很重要，我是次要的。担心自己病得久了会离婚，很想摆脱睡眠的困扰，只要晚上睡好了，白天心情就好了，我就少一份担忧和恐惧。【先行动吧，只要你在乎睡眠问题一天，它就困扰你数天。】没人能理解我，都说我自己想多了，不要想，不要担心就好了。我何尝不是这样想的呢，可是控制不住自己，我没有办法啊。好想失忆，好想变成傻子，陪伴我的只有眼泪。做了20分钟的观呼吸，看书，接着吃午饭。【你是在用症状控制他？首先得摆脱依赖，独立起来！】

饭后拖了地，接着整个下午跟老公一起在打扫厂房，直到吃晚饭的时间，身体很累，真的累并不是假象。晚上，开车去隔壁城市，准备明天去之前看过的中医那里继续开点药，到达后11点了，做观呼吸30分钟，差不多到20分钟的时候发现身体跟头部晃了一下，要入睡的感觉，于是躺下去，睡不着。到2点半醒来感觉自己一直没有睡，可老公说我睡着了，接着看时间3点半，4点半，5点半，再接着看时间7点半，也不知道这2

小时有没有睡着，自我感觉没睡。【人活着不是为了睡觉！首先得控制在床上的时间，对你来说先控制在 8 小时内，每天运动以及劳动至少要 4 小时。】

2 月 10 日

7 点半起床，想不起来昨晚有什么梦，准备去医院，但感觉全身无力、痛，回想昨天一下午的劳累都没能让晚上入睡，【只要存在"让自己睡觉"的念头，就很难睡着】心里特别失望、烦，吃不下早饭，去医院的路上越想越确定是手术的原因，可是又挽救不了，这一刻恨不得马上跑到手术医生的面前问个明白，究竟是否手术的原因。

到了中医院，医生上午开会去了，叫下午再去。

回家做了 25 分钟的观呼吸，发现每次做到 20 分钟的时候身体跟头部总是晃一下。

下午去拿了中药，直接喝了一包，回家的路上在车上竟然睡了 2 小时，好开心呢。【安慰剂效应或者车的摇晃使你瞌睡的吧！】到家 6 点钟，吃了晚饭去朋友家玩，他们在玩麻将，我在一旁看电视，这时头绷得特别紧。有一个 2 岁的孩子走来走去，咿咿呀呀地说着什么，还有一个孕妇也在打麻将，心想我之前的那个孩子没打掉的话比她都大好多了。这期间头部一直紧绷着，特别紧。【因为焦虑！需要好好地去正念练习日常生活。】

2 月 11 日

8 点半起床，回想昨晚的梦，梦见自己怀了双胞胎，心想到时候要剖腹产，但具体细节忘记了。

早饭之后做 20 分钟观呼吸，接着洗衣服。看见一个邻居孕妇每天进进出出，肚子很大，眼看快要生了，心里很不是滋味。很想让自己也怀一个，想起以前健康快乐的自己，就又陷入了怎么办中。

吃完中午饭，翻看微信朋友圈都是各种晒孩子，看见娃娃心里又陷入了怎么办中。

到床上一躺就3点多了，出去看电影，在看电影的整个过程中，全身各处好像有小虫子在爬一样，到处痒，一直痒到结束。在外面吃了晚饭，回家已经9点多，洗完澡后做观呼吸半小时，上床躺到12点还是睡不着，刚有点入睡的感觉，不知身体的哪个部位又出现一惊一抖的症状，直到1点起来吃了半颗安眠药才入睡。【这或许是潜在焦虑的原因，害怕被"抛弃"吗？】

2月12日

早上8点起床，昨晚梦见自己在上海华山医院门诊部复查。梦里很想问医生有关睡不着的问题。起来之后心情很差，吃完早饭后觉得什么都不想干，只想躺回床上，心里很烦，很想闭上眼睛。

来到楼上做观呼吸，闭上眼睛不到5分钟就做不下去了。思想乱飞，想着那些后悔的事，越来越烦，没到10分钟就停止了。回想昨晚吃的安眠药才睡，心里一阵发烫。回想之前开的抗抑郁的汤药，本来不喝了，一气之下又去找出来喝了。准备继续喝下去，有一种死马当活马医的心情，心里一直很着急，不知道急什么。吃过午饭后到学校给孩子报名。【你一直把注意力固着在身体上，那如何能好。需要忍着痛苦，为所当为。去做事情，去劳动。控制在床上的时间，晚上在10点后上床，早上6点起床。】

2月18日

今天从凌晨3点醒来，发现胸部痛，心里有点担心，就一直没睡着，醒着在床上躺到7点半才起来，起床之后想着昨晚没睡好，心一直慌着，因为前两天睡得很好，为什么又睡不着了，难道是因为担心胸部问题了吗？【所以要治的不是失眠，而是要治恐惧吧？】

9点钟去做观呼吸，觉得每次呼吸都有点颤抖，接着正念练习洗衣服、练习走路，心慌好点了。【能把这一经验推广到日常生活就好了！】

接着吃午饭，然后做观呼吸、观念头，再到观情绪，还没做完，老公就叫我和他一起去厂里整理一堆小螺丝。到了厂里就感觉太阳穴压得很紧，尤其是鼻梁很紧，提不起精神，有气无力，想要睡觉。这里油漆的味道有点重，想着以后天天要在这里待着，心里有点恐惧，【看来是在逃避人生。】怕我这样的身体承受不了这种臭味。【或许你真正的痛苦是"丈夫的不体谅"吧？】

整理到下午4点钟，我回家了，回到家感觉舒服多了，心里一直在想我以后怎么办，直到吃完晚饭，坐在沙发上感觉说话的力气都没有，身体一阵阵发冷，一阵阵起鸡皮疙瘩，就这样心里的纠结更加严重，我不想去工厂，可看着老公每天都这么忙，我又帮不上，心里很难受。可对那里的臭味有点恐惧，觉得自己的身体不能适应那里的环境，又很想帮助老公分担，有种心有余而力不足的感觉。【为了解决心中的"不好意思"，身体就"主动""生病"？既然害怕，那就每天做点有意义的事情吧。】

2月19日

今天7点钟起床，公公婆婆都去工厂帮忙，只有我在家，心里有点别扭，觉得老人们都去干活，反而我年轻的却待在家里，心里很不舒服。【那就去"为所当为"啊！】

到了午饭时间，心里有点发慌，因为今天我要做午饭，心里还没有准备，好长时间没有做饭，不知道该从哪里下手。感觉手有点抖，心也慌，还好也做了一顿饭。【再这样下去，或许真成"婴儿"了。】

吃完饭在沙发上坐了一会儿，女儿自己去玩了，我听到脑子里有似闹钟秒针嘀嗒嘀嗒的声音。每次爬楼梯之后都能听到这样的声音，等于每天都在提醒我做了手术。要是哪一天这声音没有了就好了【学着去接纳它吧】，我知道这肯定是开颅的原因。又想到了开颅这件事情，明明可以不用做手术，就是因为焦虑的原因，才一直坚持要做手术，越想越后悔，告诉自己不要再去想，【允许想，只是"想归想，做归做"】就去做观呼吸。在做的过程中整个身体一直一阵阵发冷，其他都观察不到，只有鸡皮疙瘩最为明显。

结束之后去拖地，一直到4点才坐在沙发上看电视，不知为什么又开始心发慌，眼睛也开始不舒服，不自觉地要去敲腿、捏腿，头部越来越紧，不知道紧张什么，一直到了晚饭的时间，身体还是一阵阵冷。直到8点钟去洗厕所，9点钟洗完后坐下来又听到脑子里秒针走动的声音，很想知道这是什么原因【不问原因，只管行动】，医生肯定地说是焦虑的缘故。这个声音很明显，9点半了，坐着看书，一阵阵鸡皮疙瘩又出现，想着睡觉时间到了，可一点睡意都没有，10点半开始做观呼吸。

2月20日

坐在沙发上一直在想，自己的症状虽然很像《与自己和解》中说的神经症，但又觉得不是，因为我是开颅手术之后才这样的，那说明是脑子里有了器质性的变化，才导致现在这个样子，肯定是神经受损才出现现在的情况，这些做法对我确定会有用吗，没做手术之前我好好的，就算我有焦虑症，但也没像现在这样啊。还有脑子里的声音，直到下午3点也没干什么事，只想这些想不明白的事。【这是借口，错误的归因。】

4点钟，头越来越紧。到了5点钟我做饭。边切菜边觉得腿有点儿发慌难受，总想去敲捏，公公婆婆都回家了，该吃饭了，心好慌，手感觉有点抖，慌了好一会儿。饭后，我和老公去一个表姐家坐了一会儿，不知从什么时候开始心不慌了，头也不紧了，从没感觉这么舒服过，8点半回家，洗漱之后看完《生之欲》已经11点了。【所以说：允许症状存在，只要你想要消灭它，它就更厉害。】

2月21日

6点醒来，回想昨晚的梦，我们好多人一起好像在外面玩。玩着玩着，我和一个男性朋友落伍了，然后我们两个人在一个两边都是湖面、中间有一条不宽的路上边走边等他们，路上有坝比较陡，感觉好像我差点要掉下去，这个男的在前面扶着我慢慢地走回到路上，后来我们就一直坐在这条路上，肩挨着肩坐的，还摇来摇去，有种暧昧的感觉，我心里在想，这样摇下去感觉要睡觉。路面不宽，睡着了一个翻身掉下去了怎么办，不知怎么的像是睡了一觉，那男的站在路上叫我起来，说他们都回来了，我们可以走了。【这是一个值得你去探索的梦，与你的情感婚姻经历有联系吗？】

6点半起床，今天的时间还早，本来打算送女儿去上学，一直以来都是公公替我送她，可我就是没勇气，怕自己不会开车，又担心去送肯定会碰到很多家长，就算我不打招呼，人家也要叫我啊，这样想着还是没去送。【渴望依靠？自己独立更重要。】

吃过午饭坐了一会儿，看了《千与千寻》，有些害怕。【如果能像千寻那样带着恐惧去生活和工作，自然就没问题了。】到了晚饭时间，我跟家人提议要去卖衣服，结果被婆婆一句话给拒绝了，还说什么我以前卖衣服是亏本的。因为以前卖过一次，没多久就关门被老公叫着一起去外地做生意了，所以没赚到多少钱，有没有赚钱婆婆也不知道，她现在就瞎说我亏钱，但我没回应她，因为从不还嘴【如果试着还嘴一次呢】，只是心里很生气，又在心里跟她吵架了，当时就觉得心里憋得很，透不过气，头痛又来了，头又开始绷紧了，到老公面前诉说，又反招一顿骂。【身体的症状可能是一种"自我攻击"的表现，因为你害怕向婆婆"发火""攻击"，所以就转化成了自己身体上的症状。】

9点，10点，头、脸颊一直紧绷着，去做观呼吸20分钟，10点半了又出现了一惊一抖的情况，闭上眼睛全是千寻的画面，有点恐怖，心里一直憋着难受。【千寻尽管有些害怕无脸男和巫婆，但她始终带着平常心和真诚心在与他们相处，而且与他们很友好，你也试着对自己的症状友好一

些吧。】

12点，1点，2点，睡不着，压住了自己的哭声，忍不住还是泪流满面，老公厌烦我，他把背朝向了我，心里更是一阵酸楚，好多种死法呈现出来，可想想不管哪一种我都没有勇气。【那就像森田正马那样活上一回啊！】我怕疼，我怕死，来到了女儿的床上睡着了，差不多4点钟又醒来，脑子里各种不相关、无头绪的念头一直显现，心里一直恐慌，发现自己这又是怎么了，这几天都好好的，怎么又会这样，好奇怪，搞不懂这些无厘头的念头怎么来的，各种念头显现得好快，难受死了，躺到6点半，回想着晚上有梦：梦见一个已过世的同村小男孩拿着一把很尖锐的刀要杀我，要求我给他点钱，我问他这一刀下来痛不痛，他说他在刀口上涂了麻药不会痛，但我还是选择给他点钱，让他走了，我把在梦里的内容告诉婆婆，她说我浪费，我说不给他钱，我命都没了，婆婆说，你可以叫他明天过来拿啊。【小男孩指谁呢？与被引产的孩子有关吗？】

2月22日

6点半起床后，全身无力，我又躺回床上，闭上眼睛躺了好久。各种念头还是乱飞。8点多，做身体扫描，整个过程中身体感觉一直很僵硬，心里一阵阵发烫，感觉做不下去，一直对自己说坚持做完，就这样才做完了。9点钟再次离开床，头很紧，去练习"正念洗衣服"，到10点钟去做午饭，一夜没睡，感觉走路没力气，脑子很混乱，饭后继续洗上午没洗完的衣服，然后做观情绪，做的时候眼睛闭久了总有种突然眩晕的症状，不知道是不是打盹儿。

接着约朋友出去逛街，今晚我买菜做饭，晚饭后去朋友家聊天坐了一会儿，回家看书，从今天下午开始到晚上精神都很好，没有一点儿睡意。心想晚上是否还会继续不睡觉，9点钟做了一次观情绪，再看会儿书，10点钟上床真的睡不着，有种似睡非睡的感觉，刚有睡意身体的某个部位或者心里或者脑子里总是出现一惊一抖症状，差不多 12 点，心里开始烦，想着去吃安眠药，又想着再过一会儿吃，不知不觉睡着了，早晨 5 点钟醒来。【这就是关于睡眠的"悖论"】

2 月 23 日

早晨 5 点醒来，觉得睡不着了，起床上了个厕所，天还黑，心想再回去躺会儿，不知道什么时候睡着了，这次居然睡得很死，女儿什么时候起来去上学了，我都不知道，一点动静都没听到，等我醒来已经 8 点半，起床吃了早餐，做了一次观呼吸，差不多 10 点，到楼下坐了一会儿，开始做午饭，吃完午饭到楼上看书，看着看着发现自己这段时间比之前好多了，心里一阵开心，可突然想到其实这一切症状都和胶质瘤无关，就因为我的焦虑，做了开颅手术，开颅啊，是何等大事，就这样被自己的疑神疑鬼害了，头上的刀疤永远不会没，想到这些，身体突然一阵烫，看书也没心情，呆呆地坐了一会儿，告诉自己不要想了，于是起来拖地，没拖一会儿，发现很累很累，很想闭上眼睛睡觉，但还是忍住把地拖完，吃完晚饭后休息了一会儿，之后又在跑步机上走了一会儿，差不多 11 点半上床，身体已经很累了，但很有睡意的时候，总是被躯体惊动和心里惊动给惊醒，直到 1 点钟还是睡不着，起来吃了半颗安眠药。【如果你把自己当成死过一回的人，然后好好活，这多好啊。】

2 月 24 日

7 点醒来，7 点半起床，8 点去医院开了中药，药煎好要等到下午 3 点半，妹妹在附近开店，所以这期间去妹妹的店里玩到 3 点钟。【既然无效，就别吃了，继续吃着就相当于暗示自己是个病人。】

7 点钟，我们村里有人组织叫我去村部排练妇女广场舞，我一口气答应了，心想出去玩玩也挺好的，给自己一个机会。就这样过去了，有老师在教，刚去的时候感觉不行，听到大喇叭的音乐加吵闹声就开始心慌，加上发现根本就学不会，很烦，很想放弃，可又在心里告诉自己不要放弃，广场舞也许对自己有帮助，就这样留下来了。跟着她们一步步地学，可是发现自己还是不行，大脑跟手脚根本不能连贯在一起，而且总是慢一拍，看着别人一个个都可以，心里的那种失落感越来越强，想着自己跟人家就是不一样，人家都有个正常的大脑，越想心里越难受，于是干脆放弃，回家了。【因为你把自己困在自己设定的"牢笼"里太久了，大脑与身体脱节了。】10点钟去洗澡，11点半上床，也不知道什么时候睡着的。【顺其自然啊！】

2月25日

早上7点醒来，感觉好累好累，一点儿也不想起床，眼睛、身体都很累，感觉没睡够。拖到8点起床，洗脸、刷牙后还是很迷糊，有气无力，好累好累，说话都没力气，只想闭上眼睛。做了一次观呼吸后，还是好累，再做正念葡萄干练习，结束后还是好累，眼睛想闭上。吃了午饭后，还是这样，整个下午都在迷迷糊糊、有气无力中度过，到了吃晚饭，觉得嚼菜都没力气。

今天一天没做什么事情，感觉一整天都很累，很迷糊，眼睛很痛，没气没力的状态。一整天做了好多次观呼吸、观情绪。晚饭之后有人叫我去跳舞，觉着自己病恹恹的样子，也跳不好，就拒绝了，后来在家一直觉得自己很笨，犹豫了很久决定再去试一试，7点半出发到9点半回家，11点上床睡觉。【只管去做，不管结果。"生命是一场冒险的旅行"，人生就是一种不断尝试的旅程。】

2月26日

7点钟醒来，一直躺到8点半才清醒起床。

回想昨晚的梦：有一个小男婴是别人家的，我们一起去旅游。路上我帮忙抱着，他尿了我一身，于是我下车找水洗洗，找了很久才找到了一处水源，可是主人死活不答应给我洗，后来又不知怎么的，我一直在找代孕的人，朋友说找她代孕给 100 万都不答应。心想我哪有这么多钱，然后整个梦都在找代孕的人。有些人二三十万，有些人要几百万等。【由于目前还没有男孩，心理恐惧吗？怕被丈夫和婆婆"抛弃"？】

　　8 点半起床吃早饭，9 点去洗衣服，接着吃午饭，整个上午满脑子一直在想，怎样不用我的身体又能得到一个我亲生的孩子，控制不住自己不要去想。午饭结束后做观呼吸，接着跟朋友去戏院里逛了一圈，没心看戏，脑子里一直在想，我不会跳舞，因为昨晚伙伴们说练好舞要上台表演。我听到后感觉压力好大，虽然可以不用去，但觉得不去就代表自己不行，心里很想坚持去。从戏院回来，一个人在家看着视频练了起来，发现头又绷得很紧，脖子跟后脑都绷得很紧，休息了一会儿，接着再练习头部舒服多了，跳舞也有些进步了，【谁说你不行啊，许多时候都是自己吓自己而已。】晚饭之后，出去练舞到 9 点半回家，11 点上床到 2 点半，感觉一直没睡着，但做梦了，【这就是我们说的"假性失眠"。】接着不知道什么时候睡着了，到第二天 6 点半，被女儿起床声给弄醒了。【谁说睡眠不好呢？】

　　2 月 27 日

　　6 点半醒了，起不来，躺到 7 点半才起床，整个上午感觉眼睛好痛，吃了午饭，趴着眯了一会儿，后来被两个朋友来叫醒了，说要排练舞蹈，然后一起聊天，一下午都在聊婆媳之间的事情，她们都是很会顶嘴的那种人，我很羡慕她们。【这也是生病的背后原因，因为在你的潜意识中是"不能"也"不敢"顶撞长辈的？】后来聊到了孩子，她们教导的孩子都怎么样怎么样，感觉都很好，只有我对孩子没话题，我教导孩子的方法跟她们一对比，就知道自己是个失败的妈妈，认识到孩子离我越来越远，回想我对她的关心也是太少太少，她们说是因为从小我不在孩子身边的缘故，突然觉悟自己做人好失败，身体不健康，心理又不健康，连做妈妈都

做不好，做人失败得一塌糊涂。【又开始自我否定了？】

吃了晚饭去练舞，今天例假第一天，很累，本打算不去，可伙伴们都一直在叫，又不好再拒绝，于是就去了，到了9点半回家，身体好累好累，脚都累得抖动，但是脑子很清醒，有一种预感，晚上要睡不着了，11点上床，脑子越来越清醒，闭上眼睛脑子里全是她们说话的声音，有人叫我的声音，跳舞的动作以及伴舞的歌曲，这些画面与声音一直在脑子里徘徊，心里越来越气，胸口开始堵了。

凌晨1点了，很想起来吃安眠药，可心里又不想依靠安眠药，下午的聊天让我感觉对女儿的忽略，心里很愧疚，想到我怎么变得连女儿都不亲近自己了呢。突然很想她，于是2点钟起来去女儿的床上睡，脑子里还是这些片段，一直到3点差不多睡了一会儿，4点又醒了，再也睡不着了。

等女儿起床上学后，6点半，我还是决定吃安眠药来补觉，【如果这样，你的睡眠问题永远改善不了。】因为这几个晚上都要继续排练舞蹈，又是经期担心自己身体会不行，6点半吃下安眠药，睡到7点半，又被老公的手机给吵醒，心里很火，觉得这颗安眠药白吃了，想着今天(2月28日)上午就是睡不着也懒得起来了【这是失眠的主要原因之一】。今天也没什么特别的事情发生。跟老公去厂里转了一圈，晚上去跳舞，然后似乎蛮顺利地就睡着了。【道理就这么简单，需要不断实践！】

3月1日

早上6点多就起床了，鼓起勇气去送女儿上学。昨晚睡前就想好了，如果能睡着，今天必须起来去送她，【睡不好也得去送，因为这是你的义务！】送完她之后，回家做了一遍20分钟观呼吸，好想睡觉。又回到床上靠了一会儿，睡不着。今天还是一样，白天去工厂，晚上去跳舞。睡觉还是不安稳，睡睡醒醒，脑子里出现很多片段跟声音，早上6点了还清醒着，就直接起床送女儿上学。【能如此就足够了！】

【阶段小结：1. 允许声音，允许失眠；2. 既然怕死，那就给自己每天的生活一点意义感吧；3. 将症状先放一边，多去关注日常生活。】

3月4日

6点醒来，今天是星期六，女儿不用上学，所以到7点起床【这不是理由，还是按时起床的好】，起来后感觉还不错，吃着早饭，心里一直想这些年过的日子，就这样好好的一个人搞成这样子，心里真的很不甘心，很生气，没干什么活，觉得没有什么不舒服，就去洗了衣服。【回到当下！】

去菜市场买点菜，心想着家里反正每天都没菜，我去买或许婆婆会高兴，可又想到她是一个看到花钱就不舒服的人，还是不买了。可邻居说她要去买菜，让我和她一起去，就当作走走锻炼吧。【你自己没有需求吗？那么怕婆婆吗？】

买了点猪肉跟芹菜，一进家门，婆婆看到我手里拿的芹菜就开始说了：又买芹菜，又买芹菜，家里不是种了菜吗？我特地不买菜，你拿芹菜当饭吃啊，（我买了4元钱的芹菜）还买那么多，又是下午去买，买的跟稻草一样，让卖家高兴死了，赚死。我说，我买的跟稻草一样，你又不买。她说，田里有一大片菜，还买什么菜啊。我说，家里有菜就不能买点其他的菜来调调味了。她说，你拿去当饭吃。我没回话就上楼了。想起了老公之前说过的（不一定是玩笑）话吧，他以前谈了好多个女朋友都没成，就看我是那种温婉的人，心想娶到家里也不会跟他妈有什么冲突，所以就决定和我结婚了。我是那种好欺负的人吗？一直靠在床头想着怎样才能摆脱她。又是一晚没睡。

【怎么能活在别人的眼中呢，婆婆的评价就那么重要？干吗要管别人是否高兴呢？既然明白了，以后还要逆来顺受吗？做个真实的自己即可，无所谓摆脱。自己的主意最重要，以后自己给自己做主，如何？首先练习

"宽恕"，正念只是观察自己的感觉和念头，并不是一味地去评判。心理冲突太多，现在需要的只是把注意力拉回到当下，做该做的事情。当有不好的感受时，回到"呼吸"。】

3 月 8 日

起床送女儿上学后，心里觉得挺开心的，因为昨晚睡的时间挺长的。【睡不好也可以开心地过日子，不是吗？】

回家的路上给老公带了早饭，每天都会帮他带早饭，放在电饭锅里保温，等他起床可以吃。今天把饭拿到了楼上的一个小饭锅里保温，但是开心的时间并不久，感觉腿很不舒服，眼睛也睁不牢，好长时间没有这样的症状了，今天是怎么回事，又回到了以前。昨晚明明睡得很好，为什么白天还这么不舒服。【所以说"身体的症状与失眠"没有多大的关系，难受就难受吧，做当下该做的事情。】

吃了中午饭，跟老公来到厂里，尽管我很想干活，但是全身无力，感觉说话都没力气了。怎么了，我很生气，怎样才能让这些症状很快消失呢，想起医生说的话，"放过自己吧"，我也很想放过自己，虽然心里确实有责怪自己没能留住孩子，但我也不想让自己有这些症状呀，太难受了。想到了以前的生活，我可以一个人做生意，可以一个人请客户出去吃饭，而且做的都是外贸生意，客户也都是外国人，我也能说一些基本的英语，简单的沟通根本没什么问题。又想想现在，我就连给某个人打个电话都需要勇气，更别提英语了，连说普通话都费劲，怎么办，怎么才能走出来，我不想这样，这真的是在惩罚我自己吗？我不想惩罚了【或许你的"思维"不想"惩罚"自己，但你的潜意识还没原谅自己呢？继续"宽恕"练习吧！】

晚上 9 点了，很想让老公能上楼陪我说说话，他白天很忙，晚上也很忙，真的很想让他能够闲下来陪陪我，但我知道，这对我来说有点奢侈。9点半，10点了，想起医生说的"不要依赖他们，要学会成长、独立"，于是10点多我就上床睡觉了。【是啊，"我的地盘我做主"呢。】

3月14日

6点20分起床送女儿，然后回家做观呼吸、宽恕，洗衣服，之后做午饭，饭后去爸爸那里看看办酒席之后有什么需要帮忙整理的。

晚上，老公的朋友过生日，叫我们过去坐坐。他们喝酒聊天，自己总是心不在焉，跟他们接话总是慢一拍，同时发现他们的老婆都在有意无意地说我的脸色不好，因为她们都知道我的情况。我心里有点不舒服，也发现自己这段时间性格完全变了，以前人家说什么，我是不在乎的，但现在要是说我，我没有反击回去，心里就很不舒服，而且现在变得有攀比心，有争强好胜的感觉，以前从来没有过的。【这是从一个极端到了另一个极端。遇事可以先观察当时的感受，体察一下，然后再行动，可能会有不一样的效果。】

3月17日

6点10分起床就发现腿脚不舒服，酸、累，一上午都这样，感觉腿很不自在，很长时间没感觉腿不舒服了。到床上躺了半个小时，起来洗衣服后，吃午饭，下午去街上买菜，为女儿准备生日宴，回来做菜到5点钟，去接女儿回家，女儿今年12岁，我却说成了11岁，店家给我拿了2个1的数字蜡烛，到切蛋糕时才发现拿错了，随口告诉老公，我的脑子真的有问题，婆婆在旁边应了：你的脑子当然有问题，看你平时说话就有问题，完全不对。这话我没往心里去【当真没往心里去？】，没有责怪婆婆说我的意思，只是自己心里一直在怀疑有问题，听她这么一说，就证实自己的脑子真的有问题，因为婆婆都感觉得到了，回到楼上难免有点沮丧，看了一会儿电视，去做观呼吸、冥想宽恕，接着看书，11点上床。【这就是"不良暗示"：婆婆说什么就是什么了？处理与长辈的关系是你需要去探索

的内容。】

3 月 18 日

星期六，7 点左右醒来，回想昨晚的梦：我坐在表弟的边上，表弟变成了几岁的孩子，趴在我腿上，慢慢地躺在我的怀里要睡觉，用手摸着我的肚子，嘴巴像吸奶一样地吸着，（因为女儿小时候要睡觉就是这模样）心想这孩子的动作怎么跟女儿一模一样……【这梦里的表弟或许代表失去的孩子？又被"生男孩"问题困住了？】又突然回到以前上海滩的年代，街上所有人看上去都很古老，衣服、发型、颜色、情景都像是 60 年代的样子，像电视里面那种黑白的画面……又到我上学的时候，爸爸到教室里来找我，在垃圾桶里丢了 2 个烟头，冒起了烟，被老师发现，扣我 2 分……

还有好多情节模糊记不清，躺到 8 点半起床带孩子去吃早餐，接着回家做午饭、吃饭、洗碗，然后做观情绪、冥想宽恕，感觉很想睡觉，在床头趴了一会儿，没睡着，起来下楼逛了一会儿，出去买菜再做饭、吃饭，晚饭后和老公一起去朋友家玩到 10 点回家，11 点上床做宽恕训练。

3 月 19 日

星期天，7 点半醒来，8 点半起床，腿感觉有点不自在，8 点半感觉起晚了，心里在担心会不会影响晚上的睡觉，吃了早餐出去买菜，回来做饭，吃完午饭，下午去找表姐玩，她跟我聊衣服，说买些宽松的衣服，怀孕也可以穿，她说她准备怀孕，我一听就让她不要说怀孕的事，我说我不舒服，她跟我说，什么都不要想，也生一个孩子算了，听了这些之后，整个下午明显开始感觉不舒服，眼睛睁不牢，要睡觉，全身又开始发酸，在车里眯了一会儿。

9 点半就上床了，做了一次冥想宽恕练习，晚上为了能睡个好觉，跟女儿一起睡，但一直担心这两天睡懒觉会导致明天送孩子上学该起不来了，所以到了半夜2点半左右醒了，努力让自己清醒，怕上学迟到了，再也睡不着了，看看时间才3点钟，到了5点半差不多又睡着了，到6点10分闹钟响了，心想要坚持送女儿，于是起来发现自己走路有点晕，算了，还是不送了，今天叫她爷爷送吧。

我回床上继续睡，大概从7点睡到8点醒来【不可补觉】，回想刚才的梦：梦见自己领养了一个男婴，抱在别人的怀里，我拍拍手，他爬向了我，人家在旁边说：你看，就算不是亲生的，只要你养的还是跟你亲【是啊，亲密的关系是需要培养与付出的】。我抱过来喂奶粉，外婆又突然说她家的房子不要了，因为外公不在了，说村里要对孤寡老人照顾，分了一套房子，舅舅要跟外婆一起住到那个分来的房子里，我心里很开心，跟外婆说：这房子没住，刚好可以卖给我。可外婆说：这房子已经给姨妈，姨妈被子都搬过来了，晚上就要住这里。【你内心还有些问题没和解，在"惩罚"自己的"过错"。】

3月20日

8点半起床，吃了早餐跟老公去工厂转了一下，一上午头都不舒服，回家吃了午饭，眼睛开始睁不牢，这些天感觉都很好，自从昨天下午开始到今天又不好了。以前的症状又开始了【正常现象，允许自己的时好时坏】，莫名其妙，跟老公一起出去办点事情，在车里一直睡，迷迷糊糊，睡不醒，什么活也没干，很累，一直到吃晚饭时头都绷得很紧，吃完晚饭后出去做推拿，8点回家洗澡、看书到10点，头越来越紧，很想去睡，又怕睡早了，半夜醒来难熬，忍着到11点上床，今晚又睡不着了，出现一惊一抖的情况，12点了，后来不知道什么时候睡着了。

【阶段小结：1. 你有进步了，在实践，值得祝贺；2. 头脑中的"自动思维"依然很多，似乎还没学会去停顿；3. 人不能活在别人的评价中，做一个真实的自己，为自己的生活做选择；4. 正念练习要加强，日常生

活中处处可练习；5. 接下来写写美好的生活内容吧。】

3月31日

好久没写日记了，今天逼着自己写，昨天跟老公一起去送货，顺便去中医院抓药，今天6点半醒来，不用送女儿，于是居然又睡着了，差不多8点入睡到9点，中间做了梦：自己一直被妖怪缠着，所以头脑才不清醒，来到了一个吃素的佛堂，有好多生病的人躺在那里念经，我也跟着一起念。再加上屋顶上面洒下来的水（神仙水），洒在我头上，慢慢地妖怪就离开我的身体，头脑就清醒了。一直反复被妖怪缠着，使得我的大脑很糊涂，有人告诉我嘴里不停地念着阿弥陀佛，妖怪自然会离开。于是就这样一直念着，又到了回老家的山路上，后面跟着一个小孩，心想小妖怪还在跟着，就转身想推开，刚要推的时候，她喊了一声妈妈，才发现是我女儿，就抱住了她。【任何人体内都住着正反两面的内容，都是能量，无须去排斥，需要把它们都当成朋友。】

晚饭后上楼去整理衣物，老公说要带我出国走走，老早就有点担心、紧张，害怕承受不了飞机的升降，又怕出去会水土不服之类的问题而不想去，但心里也想借此机会出去玩玩，又想去，心里挺矛盾的，整理好衣服坐下来准备做冥想练习。洗完澡10点钟，我想给自己调整一个人体生物钟，所以这段时间没有特别情况，一般都是这个点躺下睡觉。【其实你是对不确定的担心。人体并不像你所想象的那么脆弱，它的自我调节能力是很强的。】

4月2日

6点半醒来，今天女儿不用上学，躺到7点半起床，老公昨晚说好的约朋友一家人出去玩，于是我起来准备些东西，心里特别高兴，很激动，他终于可以陪我们母女出去玩一天了。老公8点半起床，到楼下刚准备出门就被婆婆叫住，说厂里很忙，还出去玩什么。于是老公就不去了，当时真的很生气，怪他昨晚干吗给我希望，今天又让我这么失望。【是对老公的陪感兴趣呢，还是对玩感兴趣？是没的玩失望呢？还是"男人又被抢走了"失望呢？谁都可能有事，这时就需要正念对待了。正念更重要的是一种生活方式，而不只是专门的练习。】

4月4日

清明节，女儿放假了，忘了关闹钟，6点20分被闹钟叫醒，想到今天孩子不上学，上完洗手间又躺回了床上，翻来翻去到7点半左右睡着了。

做梦：跟女儿出去逛街，买了两朵白玫瑰，心想今天是情人节，准备一朵送给老公，另一朵留给自己，花很容易掉叶子，又回去换了两朵回家。梦里发现自己睡着了，又醒了，去女儿的房间拿东西，发现自己的房门被割了一半，而女儿的房间是妹妹的房间，房间里乱七八糟，坐着好多妹妹的朋友在花天酒地，回到自己房间发现卡里的钱全经过手机转走了，迷迷糊糊才发现手机都已经调换了，回到妹妹房间询问哪个才是小偷，我说我6点20分还关了闹钟，说明小偷是6点20分以后进来的，外婆说她看到妹妹的一个朋友6点半左右提了一大袋钱去存了银行……

醒了，发现今天不是情人节而是清明节，到8点半起床，然后准备扫墓的一切物品，忙乎了一整天，好像今天并没有很糟糕。【或许对已逝母亲或失去的孩子的挂念，放不下？】

4月18日

星期天，7点钟起床。

昨晚睡觉又出现了手脚震颤的情况，时不时地有一股电流经过全身一样，以至于无法入睡，到了半夜12点，一直震颤，令我无法忍受，起来吃了半颗安眠药。【允许这种感觉在那里，不会都一样地重复着，更多的是自我感觉放大了。】

1点，2点，还是睡不着，后来不知道几点睡着了。【上床后能不看时间吗？】上午洗了衣服后，看看时间该做午饭了，可被子还没洗，心里很着急，在很烦的状态下做了午饭。【可以尝试学习"正念做饭"，看来依然以"症状"/"情绪"为中心，要以行动为本位啊。】

午饭后，继续洗被子，然后换上干净的被子，又整理了衣柜，突然发现心情好多了，再去超市买菜，到了超市里面，发现自己好像没有像以前那样晕头转向、魂不守舍。遇见熟人也开始主动打招呼。【带着恐惧去做，就像你这样。】

回家的路上，朋友打电话来说一起出去逛逛，看看时间还早就去了。

一路上闲聊，当她们聊到生孩子的话题时，我明显感到不安、焦虑，但我不能阻止别人的聊天，只能让自己先回到呼吸上。【对，就这么做！】

晚饭后，鼓起勇气去看了一个生孩子的朋友，一路上一直深呼吸，很怕自己见了那个婴儿后会怎么样。不断地告诉自己一定要克服，总不能以后不见婴儿吧。来到朋友家后看到婴儿就联想到之前打掉的那个孩子，心里又产生了各种联想，心慌，难受也随之而来，但克制自己，在那里聊了1小时左右回家，虽然头有些痛，但坚持做了慈心观练习。【这些就是忍受痛苦，为所当为呢！】

老公从朋友那里喝了点酒，回家倒头就睡，我看着他躺在床上的样子，不禁浮想联翩。想到换成他这样整天身体不舒服，心理不健康，天天躺在床上需要我照顾，我又会怎么办呢，怎么做呢。我能做到像他一样照顾我吗？心里顿时产生一种惭愧，就去洗澡了。【能这样认识就是正念的过程，挺好！】

4月23日

今天7点起床，带着孩子去外面吃早饭，顺道去了花鸟市场，买了一些多肉植物回家。

到家里后看到厨房里乱糟糟的，想着把厨房整理一番，该扔的扔掉，该置办一些的添进来，否则看着很不顺眼，影响心情。可这几天婆婆都在家里，我知道不能动手，稍微一动就会被她阻止，会说东西别乱扔，别乱买。

吃完午饭送女儿去兴趣班，回来做了慈心观练习，心里一直开心不起来，想着既然想到了就去做吧。于是去了厨房整理起来，婆婆似乎也没说什么，又是自己瞎猜测。自从之前老公私下跟婆婆交流之后，她对我的态度是有些改变，或许也是我自己开始学会独立生活了吧。【整理生活垃圾的同时，能把心里的东西整整是一件实在的事，好！】

4月24日

今天5点多就被外面的声音弄醒了，有点儿早，眼睛也睁不开，就没起床，继续躺了一会儿，没想到就又睡着了，一觉醒来8点了。【这就是睡眠，只要允许失眠就能睡觉。】

本来要送女儿上学，因为太迟又送不成，觉得自己没有坚持，做得不对。【没必要自责。】

起来吃完早饭后拿着木锯锯木条，想做一个厨房收纳架，一弄就到了午饭时间，饭后继续干活，结果因为手法不对给锯断了，想想也不是那么好做的，先去休息一下，要是干不了就去买一个算了。先去做了观呼吸练习，又做了慈心观练习，还没做完就被老公叫去厂里帮忙。

我觉得现在自己能更自然地面对家里人，面对生活，但对身体状况多少还是有点儿担心。看到可爱的女儿，心想，为了女儿，我一定要好起来，振作起来。【先得为自己活，连自己都没学会生活，那又如何去帮助孩子呢？放下"为了"吧，心甘情愿地去做，"为了"一词意味着潜意识在渴望回报。】

4月30日

今天7点起床，忘了昨晚梦的内容，只知道是开心、精心地打扮了一番。下楼吃早饭，然后洗衣服，一直听着女儿在哼唧着她学到的歌曲。
【你的梦也开始改变了，值得祝贺！】

最近睡眠基本上不是问题了。

【小结：你的进步不小，在慢慢地成长，请继续如此正念生活，去面
对生活困境，以平常心对待日常，做当前该做的事情。】

三、成长经历

6岁开始上学。那时没有幼儿园，就是一二年级坐在一个教室，旁边
还有一排是幼儿园的孩子。从教拼音开始，三四年级同坐一个教室，学校
总共有两个老师，夫妻档。我记得那时我拼音很好，老师说我的拼音很标
准，叫我上台拿着小棒教下面的学生。还有在一次家访中，在我爸妈面前
表扬了我，以至于我爸爸在我6岁那年就给我买了一本新华字典叫我读，
看到新华字典，心里其实是有很大压力的，因为很怕爸爸，所以也只好翻
看着字典。

记不清是7岁还是几岁，我住到了外婆家，爸妈要出远门去做生意，
两个妹妹太小了，爸妈只好带在身边，记不清是哪一年，老二也被送回
家，也由外婆来照顾，就这样我们俩姐妹都由外婆照顾着，只有小妹妹待
在爸妈身边。

在外婆家，我一直是由外婆宠着的，稍有一点好吃好喝的都留给我，
那段时间对老二的记忆很少，只记得她一直跟我一起住在外婆家，在同龄
的小朋友眼里，她们对我都是羡慕的眼光，因为爸妈出门前总会留下点钱
给我，而我不是那种乱花钱的孩子，所以过年积累的压岁钱都放着，由自
己慢慢花，还有每年过年妈妈回家总会有新毛衣穿。我妈妈很会织毛衣，
而且都是很流行的款式、花纹，除了衣服，还会有鞋子以及其他小朋友都
很想得到的东西。一年没见爸妈，过年回来时见他们总觉得害羞，虽然有

害羞但也很开心，我从小就非常懂事，在爸妈以及亲戚的眼里，我是一个非常乖巧的孩子，以至于爸爸开玩笑说，这孩子不会是傻子吧。

因为爸妈一年都没在我身边，过年回家这几天爸妈也是很宠着我，可没过几天他们又要离开了，在他们将要离开的前一天妈妈就开始流眼泪，而在他们离开的当天我会忍不住号啕大哭，然后老二、妈妈、外婆也会跟着我一起哭，直到他们离去，过几天又会没事了，每天还是很开心地过着，每一年过年都是如此重复着。

我们本来是住在山上，不知道哪一年政府将我们整个村迁移到现在的新村，也就是不在山上生活了，等我们住到新房子的时候，我记得是 11 岁，那时还是继续跟老二在外婆家住，爸妈还是在外面做生意，每年过年后也是用我的哭声送他们走。小妹妹还是带在他们身边，忘记了是哪一年老二又被接了回去，现在回想可能是生意稳定些了吧。我还是继续留在外婆家，已经很习惯在外婆家生活了，外婆就是我的妈，所以一直都是很开心的，从来没有觉得父母不在身边，自己跟别人不一样，外婆对我也像个宝贝一样。

【现在的恐惧或许与那时候内化的信息有关。】

13 岁那年，突然听到大人们在讲我妈妈胸部上长了一个肿瘤，那时候对肿瘤似懂非懂，但我知道那不是什么好事，能感觉得到是挺严重的病。直到后来，我两个舅舅、姨父都一起去看我妈，现在回想她是在外地做的手术。舅舅回来问我，你妈得了肿瘤，怎么办。我忘了当时是怎么回答他的。13 岁那年，具体什么季节也忘了，记得那时穿的是衬衫，应该是夏天，我妈没到过年居然回来了，我看到她脸色很黄，一看就是个生病的人，看到妈妈我还是有点害羞，装作很开心的样子出去看电影，就是村上那种拉布的电影。

后来忘了是什么时候妈妈又回去了，现在回想应该是病复发去医院了。直到14岁那年，爸妈两个人都回来了，而且妈妈已经是一个躺在床上的病人了。之前的每一年过年回家，一家人都是在外婆家过，妈妈是嫁在了本村的，所以我自己家建新房的时间跟外婆家是同步的，只是因为长期在外，一直没有住进去。大人们觉得妈妈病的不行了，让她住一下新房吧，也不能在外婆家过世，就这样我们住进了自己的新房子，很简单地操办了一下，没多久，妈妈就真的走了。我记得她离开的那个晚上，我就不肯去学校上晚自习，因为我感觉得到妈妈可能熬不过今晚了，因为有我在，妈妈一直在流眼泪，所以爸爸一直催我去学校。一离开家门我的眼泪就忍不住了，边哭边骑着自行车来到学校，强忍住眼泪走进教室，坐到位置上还是忍不住趴在桌子上哭，直到晚自习结束回家，经过自己家门口的时候就有一种强烈的预感，妈妈可能要没了。但我没有进去看，直接回外婆家，当时我还住在外婆家。睡到半夜的时候，听见外婆从外面哭着进来，我醒了，知道肯定是妈妈没了，那一瞬间我没有哭出来，一路上跟随外婆来到自己家，进门的刹那，我哭了，哭得很伤心，妈妈躺在那里，我坐在小凳子上哭到天亮，爸爸也是没忍住眼泪在哭。天亮了，姑姑领着两个妹妹从楼上哭着下来，虽然她俩也在哭，显而还是不懂事。直到办完丧事，3天过去了，我重新回去上学，从这时开始我正式住回自己家。外面的生意还是要做，爸爸在家陪伴了我们几天，终究还是离开了。在爸爸出门的时候，我又偷偷地流下了眼泪，看着他远去的背影，心里有一种同情涌上心头，觉得一个失去了老婆的男人，虽然也是身心疲惫，但还是要孤身一人漂泊在很远的地方，觉得爸爸很可怜。【因为那时的情感过多压抑，所以现在爆发出来了？】

就这样剩下我们三个，在爸爸眼里我从小懂事，根本用不着担心什么，【少年时期过于"懂事"，许多心理"需求"没得到满足，长大后就可能以失眠、焦虑以及身体不适等症状表现出来。】所以出门前就嘱咐附近的姑姑稍微照顾一下，姑姑对我们3个也不好，以致我们都亲近不了她。

15岁那年，我初三毕业，也就是在那一年过年，爸爸领了一个女人回家，懂事的我一看就知道这个女人是怎么回事。我没有反对也没有认可。她有一个儿子比我大一岁，那时候爸爸的打算是让我们3个其中的一个以后跟她的儿子过，她没有跟我生活过就被爸爸带到外面一起做生意去了，她儿子也跟着去了。就这样不知不觉中两个妹妹由我照顾，虽然她俩比我小不了几岁，一个差2岁，一个差3岁，可她们显然很不懂事，在我心里她们俩还很小，她俩还在上学，洗衣服、做饭的事情就由我来做，家里也被我收拾得井井有条，亲戚们偶尔来我家看我们，他们也会觉得这孩子（我）把家里收拾得真干净。

虽然妈妈的离去让我很伤心，时不时地会一个人偷偷地哭，但那个时候也没有什么真正的不开心，觉得生活里没有妈妈也没事，没觉得少了什么，从小自我感觉还是挺幸福的。【那可能是一种心理防御：为避免感受到痛苦，把这种"不好"的内容排除在意识的外面了】除了想到妈妈，心里会觉得委屈哭一下，大部分时间还是开心的。

16岁那年，我有一个很好的朋友来我家住，我们之间很好，无话不谈，她家的条件不好，新房子还没造好，所以一直住在我家，就这样算是4个女孩住在一起，一起看电视，一起玩，一起笑，两张床。后来我们一起去打工，打工期间我的工资很低，因为我爱睡觉，早上起不来，总是比别人晚去，动作又慢而且又比别人仔细，一样东西非要做到自己觉得完美了才放下。因为是计件的活，所以我的工资一直很低。我没有上进心、没有嫉妒心，工资低也无所谓，还是很开心，跟工友们玩得都很好。在亲戚朋友以及我自己眼里，我是一个性格开朗的人，她（朋友）除了吃饭回家，过年回家，这些年就一直都住在我家，直到我俩都有了男朋友。【那时候的完美主义到现在一直在，与现在的症状有关。】

　　我有男朋友之后，有一年小妹妹又回到了爸爸的身边，后妈也很有能力，爸爸的钱全由她掌控，她不声不响买了一套房子，唯独没有我小妹妹的房间，确切地说妹妹被她赶了回来。我从来没有憎恨过她，也从来没有跟她生活过，因为她过年也不回家，等于是家里有没有她是一个样子的，所以就觉得她对我没有什么影响，就是因为赶我小妹妹回家，让我觉得挺气愤的。

　　那年20岁，偶然的一个机会，我表姐给我介绍了一个男朋友，也就是现在的老公，20岁还很小，心想早点找个男朋友，让爸爸死心，免得他心里还惦记着让我跟后妈的儿子过。

　　当时（现在的）婆婆不同意，因为嫌弃我没妈，当时心里在想，我肯定不会像别人一样总跟婆婆过不去，因为以前打工的时候经常听到别人在谈论婆媳之间的矛盾。在老公的坚持下婆婆还是同意了，就这样我订婚了，也住到了他家。没有过温暖的家，来到婆家觉得这个家好舒服啊，有爸有妈，一直渴望有个妈，让我觉得自己找到了一个可以当妈的人，心里有点开心，而且我心比较直（一根肠子通到底），没有心计。那个时候还是继续在打工，早出晚归，而且我能感觉到婆婆对我也是挺满意的，在她心里对儿媳妇的标准就是，肯吃苦耐劳就是找到了个好儿媳，因为她是一个没活干就不舒服的人。

　　等到结婚第二年，我怀孕了，当时觉得自己年龄还小，就不想要这个孩子，就想打掉，在婆婆强烈的阻止下，我最后还是生了下来，但是我的孕吐很厉害，吃什么都吐，严重到住院打点滴，天天躺在床上，没过几天体重从95斤就降到了80斤。每天这样吐，婆婆显然很不耐烦，明知道我娘家一个人也没有，还变相着说法叫我回娘家住，还告诉老公我这不舒服是假装的，某某某怀孕都没事，她的怀孕就稀奇古怪，别理她（我）就行了。而且三天两头在我面前说我真是个奇怪的人，她（婆婆）以前怀孕的时候还下地干活，以前的人怀孕能吃什么，现在的人真奇怪。总之就会说些难听的话，一天天发生的事情太多了，总结就是被她欺负，老公耳根子很软，经不住婆婆的挑唆，也开始对我不理不睬。怀孕 8 个月的时候，我跟老公吵起来，其实真正的原因不是跟老公吵，就是婆婆说的那些话日积月累憋在心里很不舒服，因为我不会跟婆婆顶嘴，觉得同在一个屋檐下，吵嘴之后又不是碰不到面了，所以从来不顶嘴，又觉得她是我老公的妈，能忍就忍吧。

　　我的性格脾气被婆婆了解后，我的不顶嘴没有换来婆婆的自觉，却更变本加厉，几乎天天都是讽刺的话，指桑骂槐，后来觉得每天说我几句成为她的乐趣，农村邻居问她怎么能在我面前说这些话呢？她的回答是：这种没妈的人听不懂。有些不懂的问题问她时，她不但不会告诉你，还会嘲笑说没妈的人就是什么都不懂，当然她不会说得那么明显，可就是那意思，那些怨气，我只能压制在心里，很多时候都会想婆媳之间为什么不能好好相处呢，难道直来直去跟母女一样不好吗，把婆婆当成妈，看来我的想法真的错了。

　　【或许是自己内在的"自卑感"的反映，触动了小时候留下的阴影。】

　　从那时起"心中的妈"又一次被破灭了，借口跟老公吵架离家出走后，别人（老公的一个要好的朋友）劝老公跟婆婆去把我找回来，因为爸爸在外地，他们的回答却是反正她娘家没人，看她能去哪里，自己会回来的。这些话也是后来从别人那里得知的。【现在的症状或许是潜意识在渴望"关爱"以及对"被抛弃"的恐惧！】

　　就这样磕磕碰碰过日子，直到女儿生下来，那时大姑子家的孩子（儿子）留在这里托付给婆婆带，我生的是女儿，姐姐（丈夫姐姐）家的是儿子，婆婆重男轻女的态度立马体现出来了。

　　后来我奶水很少，当时给孩子喂的是奶粉，她是个非常节省的人，看不惯我买奶粉（那时候我跟老公还没有事业，需要向公婆要钱买奶粉，要钱的事情肯定也是老公去要），婆婆就挑唆儿子不要给孩子买奶粉，要买就让她（我）自己去解决，那时我在家带孩子，根本就没有收入，她的意思就是不喂母乳，就让我自己想办法解决孩子的食物，这件事情令我很生气，还有其他很多婆婆故意刁难我的大小事情，加上每天都会说些嘲笑、讽刺的话，我心里的那种不开心，无法用语言表达，只能说比妈妈过世都难受，那个时候，是我在没妈妈之后最想妈妈的阶段，对我从来不担心的爸爸，也因为婆婆的原因，开始担心我了。就这样每天看着婆婆的脸色生活，心里的怨气只能在老公面前诉说，不管对错，老公是向着妈的，知道我不会吵架，还经常会说有本事自己去吵，别在我面前唠叨。儿子始终跟妈一条心，我始终是个外人。

【"生病"或许是潜意识想"控制"丈夫的方法，但不可靠，还是得要独立！】

后来，我们到了外地跟着爸爸学做生意，在外地的第三年，我意外怀孕了。在农村里，第一个是女儿，第二个都好像必须要儿子似的，怀着这个孩子，我压力好大，整天想着是男是女，最后做了男女鉴定的B超，结果说是个女孩，就算是个女孩，不知为什么对于这个孩子我特别想要。可脑子里总浮现第一个女儿生下来之后的生活，婆婆的态度，加上身边也有人说，女人有时候要对自己狠一点，让我不要心软，也让我想想这几年的生活，这些话我听进去了，加上自己脑子里也总浮现婆婆重男轻女的态度，狠下心，决定回老家去打掉孩子。【这或许就是现在的病根吧，变相"惩罚"自己】

当然，这期间也有跟婆婆商量过要不要这个孩子，但婆婆没有正面回答，就说你们自己决定，也没有像第一个孩子那样阻止我不要打，但她只是不开口而已，可我就是死脑筋，想让她开口，让我生下来，在我万般纠结的时候，还是想到了婆婆的种种行为，说实话我真的很怕婆婆。【潜意识里是害怕失去"妈妈"，而不管这"妈妈"的表现如何。】在一个朋友的介绍下，我找到了一家小医院，第一次去的时候狠不下心又回来了，婆婆见我没有打掉，一脸的不高兴。第二天又去了，还是不忍心，我骗医生说忘了带钱又回来了，到家看到婆婆更不高兴了，嘴里在嘀咕着（来来回回尽花冤枉钱的意思），我很不开心，就这样来来回回没有下定决心，其实心里就是想让婆婆说一句不要打，但婆婆说那句话的意思很明了【以后做回自己吧，没必要活在别人的眼中，逆来顺受也不可行啊！】，虽然嘴上没有直接叫我打掉，但她那态度就是让我去打掉，最后她说了一句：如果说是我让你打掉的话，那你打胎我是懒得陪你的，你要说你自己决定打，那我明天陪你一起去。听到这话意思很明显，一点都没有想要留下这个孩子的意思，而且还要堵你的嘴，我心里绝望到了极点，也很生气。第三次终于去了，含着眼泪吃下了那些药，心里很清楚再也不能挽回了，回到家里一个人除了哭还是哭，很想叫老公回家，可由于生意的原因，终究还是没有那么做，除了眼泪的陪伴，我没有别的选择。

在家里休息一个星期，实在是受不了婆婆的那副嘴脸，就到外地去了，在那边养了一个月，该去上班了，发现自己有点不想去，不想见人，尽管这样但还是去了，没多久发现晚上睡觉自己总爱叫妈妈，白天听不懂人家讲话，不断地打哈欠，走路感觉腿脚有点不对劲，思想不集中，头有点儿晕，总感觉地在晃动，而且很能睡觉，以为是打胎之后导致体质下降了，就这样持续了几个月，症状一直没有消失。去医院做了 CT 检查，发现脑部有阴影，进一步检查发现有胶质瘤。这下好了，把之前所有的症状都归向于胶质瘤，也没有继续查是否有其他的毛病，心里就认定是这个原因才导致这些症状，之后加重了，眼睛模糊、头痛、思维迟缓、记忆下降，坐立不安，手脚一直动，很不安，很能睡觉，睡醒没多久又要睡，逛超市也看不懂物品，整天打哈欠，而且经常做梦，梦见有个小娃娃是自己的或是别人的。这两年一直在上海来回复查，尽管医生说这些症状跟胶质瘤无关，可我始终不相信，因为查不出其他病。【或许这样的归因能让自己心里舒服点，因为你的内心无法原谅自己把孩子打掉了，而"理想"的"妈妈"却一直没有"遇到"，并且还不敢"自己做主"！】

可笑的是我还觉得这些所谓的教授医术不够高明，这几年一直在很爱睡觉中度过，一天中只有上午是清醒的，接着就在去年的6月份我决定做手术，尽管这几年一直担心这个胶质瘤，但睡觉一直是能睡的状态，就是住院等手术期间也是睡着起不来，还要午睡，等手术结束到监护室就睡不着了，回到病房之后也是睡不着，出院的时候医生给我带了一盒可以帮助睡觉的药，每晚睡前吃一粒，后面一个月左右都很好，但效果不长。

【事实表明，睡眠问题及身体症状与胶质瘤是无关的，是你内心无法原谅自己的表现，同时也是在变相"惩罚"别人。先独立成长，宽恕自己和他人吧。】

四、小结

如果只从医学的角度去治疗项女士的失眠和焦虑，那我们就可能草率地给她开镇静催眠药和抗焦虑药，甚至运用中草药以及其他的养生保健的技术。

然而，在全面了解她的成长经历后，我们就会发现，她的失眠、焦虑以及躯体症状，只是她的潜意识语言而已，它在通过身体症状向世界控诉自己的不幸命运；同时她也在运用身体和精神两方面的痛苦来"惩罚"自己和身边的人。

通过4个多月以"禅疗"为基础的心理咨询与治疗，项女士与内在的自己获得了和解，90 项症状清单复测结果显示：该来访者的评估各项指标都在适度范围内，偶尔有情绪低落、烦躁、担忧等负面情绪。

作者不时深思，对于类似项女士这样的所谓心理障碍者，如果我们单纯采用药物治疗，是否是一种错误或残忍呢？

注：案中所运用的内观/正念练习方法请参照上文《失眠的正念治疗案例》。

失眠患者的康复日记（二）

钱女士，45 岁，因入睡困难、易醒来院就诊。

一、治疗经过（主要内容来自她的日记，【】里的内容系医生的批注）。

起因：2015 年 10 月初，我参加了一个中老年保健讲座（为期 3 天）。那时的我总觉得自己身体有问题，讲座的人说了句，"中老年人是不是感觉到有半夜醒来的事情？"我想想，我没有吧。第一天晚上，到了半夜我就不自觉地醒了过来，接着第二天、第三天……后来，我就彻底失眠了。那时的我听了讲座人的一句暗示语，便在自己身上对号入座。【这就是"注意力固着"，像被"催眠了"似的！】后来到处看医生，杭州、上海都去了，神经内科、精神卫生科、中医科全看了个遍，每次找的都是主任医生、博导等名医，服用的药物不计其数，但治疗效果一般。

2016 年 12 月 14 日（第一次来台州医院心理科就诊）

今天，我预约了一位心理卫生科的医生，带着和往常一样的心情跨进了台州医院的大门。心想：无非又是做一些抑郁、焦虑、睡眠质量等评估，再开个检查单，然后医生开个药方，完事。

可今天的医生是我慕名已久的一名心理医生包医生（早好几个月前，

就听说他是一名很厉害的医生，治疗方法与其他医生不太一样，他很少开药，只是因为不信才迟迟没来这位医生处就诊）。果然发现他与别的医生真不一样，他先倾听我的自诉，看完我曾经的治疗经过和所用的药物，然后让我画了一幅画，并根据画的内容与我探讨了潜意识中的问题。最后，他给出了一个治疗的方案：写日记、写成长史、记录梦的内容、写读后感、每天做布置的练习（《与自己和解》这本书上的），我觉得好久没经历这样的生活了（那是孩子时代的生活），挺有意思！【如果能改变习惯的生活模式，带着好奇心去生活，放下那么多的"人为"的标准，病自然就好了！】

在我心里，我想走出阴影必须要自己有信心。【世界上没有"必须"，只有不同的"选择"！】无论杭州、上海那边还是台州的医生也都告诉过我，像我这种情况，也只能自己走出来，靠药物治疗是暂时的。在台州医院心理咨询室里，包医生针对我的情况进行了分析，通过一个日本的故事，让我心有感触。自去年生病以来，我最排斥的、最接受不了的是亲人们的坏消息、挫折。【因为"没有活出独立的个体"，一直处于依赖的状态。】还有一点就是，在我心里我觉得睡觉比什么都重要【人活着不是睡觉！】，只要一晚上能睡好是我最大的心愿。包医生让我顺其自然，该发生的终究会发生，要坦然地接受一切。我觉得有道理，但我能做到吗？

2016 年 12 月 16 日

今年就快要结束了，单位的工作到年底特别忙，事情也特别多。我尽量在工作时间内抓紧做事，把下班时间留给自己，给自己一个空间。【挺好！】

今天，我发现事情多的背后，都有一个通病，就是脾气大，说话带火药。【这还有背后呢？或许是"自卑感""死亡恐惧""无意义""孤独"等】我这个人也很容易发火，看到不顺眼的人或事，在一般情况下，我都不予理睬。可是，在我干一件事情的时候，有人打扰我，我就总感觉有火气，但往往是死死地憋在内心。【敢向打扰你的人发火吗？】今晚回家后，我反思了一下，就是医生说的，不能接受一切事实吧；其实，工作中被人打扰的事经常存在，我应该注意一下了。我明知道生气对身体不好，可我有时就容易忘记。【伤心的时候也是可以生气的！毕竟，你也是凡人！】事情多本来对我来说也不算什么，但我的脾气怎样才能改变一下呢？我真的要静一静了。自己简单，世界就简单。

2016 年 12 月 17 日

今天，休息。一大早，我去菜市场采购了下星期的鲜货。今天的菜肴比往常丰盛了许多，有猪肚、鱼、田蟹、蔬菜。看着它们心里满满的都是收获。我把这个星期的鱼（鲈鱼、扒皮鱼、墨鱼、鲫鱼、小黄鱼）去鳞片、挖肚等全部清理干净，一袋一袋地放进冰箱。然后，洗衣服，打扫卫生，逛超市，一上午的时间很快过去了。中午补觉（因为昨晚开始我把药量减少一半，很迟才睡着，今早起来感觉也挺好的。我就死死地记住医生对我说过的话，"睡觉不是大问题，能睡则睡，不能睡也没关系"）。【没必要补觉，补觉是失眠的原因！】

自从去年以来，我有太多的话想对自己说，就是很懒，迟迟没有动笔，偶尔在微博发几篇。一年来，我的精神状态几乎都处于不佳状态，我感觉总活在阴影里。我也很想改变这一切，就是找不到方法。【改变的前提是允许、接纳这一状态】我内心的痛苦，几乎没有人理解。我每天都在痛苦中挣扎着。自从 11 月份以来，医生很明确地告诉我，"一切靠自己，放下包袱，坚强前行"。我努力按照医生讲的方法冥想、运动。现在白天的精神比以前好多了，（我的心态很不好，容易被烦恼牵着走）在我知道烦恼到来后，我试着提醒自己多行动，少欲望。我会试着改变自己，找回曾经开朗活泼的我。加油！【首先是接纳这一状态，允许这一状态的存在！越想找回，麻烦越多！】

2016 年 12 月 22 日

今天的日子比较特殊，我的一个邻居出殡。我和别的邻居一起，一大早就赶往医院送葬。看着她的遗像，【如果在意识到死亡之后能认真地生活那就是好事！】仿佛她的影子就在眼前，一切都好像回到了昨天。她是一个特别好的人。去年，我因感冒得了慢性肺炎，从 8 月到 10 月底，感觉身体总是不舒服，到医院检查也查不出什么病。这时，我对自己的身体很是疑惑，每天总猜到底出了什么问题。后来就失眠了，彻夜难眠。11月份的时候她劝我别多想，别往心上去。这时她才告诉我，她得了胰腺癌，而她却能快乐每一天，更何况我呢？（那时我总觉得自己的身体出了问题，彻夜不眠会使免疫力下降，【这是一种"死亡恐惧"，表面上是"想睡觉"，潜意识是害怕"睡着"！】这时什么病都有可能找上门。去年的这个时候，我心里总感觉怪怪的，有时胸闷，走几步总会打哈欠。看过中医，也不见好转。体重一下子降了十几斤。现在与去年相比，这个症状出现的频率降低了，但有时也会存在。）我这个人容易动感情，看着眼前的一切，眼泪扑簌而下。好难过啊，好揪心啊！

回到单位后，有个同事告诉我同系统的一个同事的妻子，才 22 岁因胃癌也永远地离开了人世。这时的我，顿时感觉自己的心里又是怪怪的，该不该又要去体检。【佛陀出家前也有"死亡恐惧"！】下班后，我回家写日记、做艾灸、冥想。后来，心情总算平静下来。

2016 年 12 月 24 日

从今天开始，我开始休年假。十天，我该怎样安排，记得去年 10 月份在家休息 15 天，我也不知道一个人待在家里会出事。可怕的 12 月份，所以我要好好安排假期，绝不能让自己一个人发呆。【逃避孤独？人生本来就是一个人的孤独旅行！】一大早，我去九峰公园散步，后来带小外甥到中央山公园玩。他是个 5 岁的孩子，喜欢滑滑梯。他也是一个很宅的人，一个人在家拼图、拼积木、画画等。我平常也不怎么带他出去玩，我怕他不出门，就任由他选个地方，由我带他去。结果，他选择滑滑梯，这是孩子们喜欢的，可他能玩上个把小时。我就一直站在旁边，他一个人玩。我想，孩子的心就是简单，把眼前的快乐当作最大的快乐，活在当下，不会去想下一秒会发生的事。简单的心，简单的生活。【生活需要向孩子学习，带着好奇心去试试！】

2016 年 12 月 25 日

自从星期四以来，我的心情不是那么的平静，总是想着自己的身体。【要与症状做朋友！】这几天头有些晕，眼角发胀，胸也有些闷，总是怕哪里出现问题。那跌宕的心总是起伏，我也试着让自己平静下来。早上吃过饭后就去公园散步，然后回家做艾灸，上午过得还可以，可到下午、晚上，那个阴影一直跟着我。我不去想，让自己静心，只要身体不出现症状，我就能快乐地生活。【因果颠倒了，我们唯一能做的是每天认真生活，活出生命的意义。但保证不了"没有症状"，你说是吗？】或许，我太在乎自己。只要有症状时，我这个人很懒，什么事都不想去做【这些症状提醒你还活着。】。上周有好心情的时候，我什么事都能干。我是能多看书就多看书，我会忘记自己。【"忘记自己"跟"死"的关系？】

【阶段小结：1. 需要接纳症状，接纳自己现在的状态！ 2. 能意识到死亡、生病，每天活出真实的自己，真诚地对待生活中的点点滴滴。】

2016 年 12 月 28 日第二次就诊后

2017 年 1 月 6 日

昨晚睡得不怎么踏实，迷迷糊糊了一宿。早晨 5 点左右就起床了。

虽然我对睡眠不是很在意，但充足的睡眠可使我一天的精神状态很好，我对什么都充满了信心。【那是假的不在意！】如果睡得不够深，不够充足，我的脑袋就乱七八糟的，情绪就跟着来了。【不适的症状与睡眠没直接的关系！是你的心底不自觉地把它们联系在了一起！接纳这样的状态吧！】我也按照包医生的要求练习观呼吸、观躯体。总之，相对以前，我是有感觉的，比起原来容易善变的心情稳定多了。

2017 年 1 月 10 日

今天，我想：如果我不吃药，晚上肯定能睡着，就是凌晨后容易惊醒。今晨不知哪里着火了，消防车的声音把我从睡梦中叫醒（大概 1 点多）。醒后的再次睡眠就没那么深沉了。这几天，差不多晚上 9 点半前入睡，4 点半至 5 点钟就醒了。醒后精神状态还可以。

【阶段小结：1. 不以症状与情绪为中心，而以行动为本位！2. 把正念融入生活，与感受相处！】

2017 年 1 月 11 日第三次就诊后

2017 年 1 月 12 日

昨晚开始我把药物劳拉西泮停了。晚上 9 点半躺下，脑袋里比较乱，有点思绪万千，整理一下，在 10 点左右睡着了。凌晨做了一个可怕的梦（自记事以来最可怕的梦）：梦见自己得了肺癌，是那种流鼻血就可以让人死亡的，期限只有 3 个月。开始我非常害怕，哭得死去活来。后来好像经过一段时间的大脑斗争，明白了死亡就是人生的最后一程。要好好地活好接下来的每一天才是我要的生活。我开始到处游玩，每天过得很快乐，从没提过自己是一个将死亡的人。跟同学、邻居谈谈心，做一些力所能及的事。如果发生在现实生活中，我会那么平静吗？【梦见死亡或许意味着重生。在死前仍不做些有意义的事，只游玩，这不就是你现在的生活吗？在逃避死亡？】

2017 年 1 月 14 日

在我心中有一个疑惑，人脑海中的潜意识怎样才能更改。【接纳真实的自己以后即可！】就像我，潜意识不想睡觉，怕睡着，可我大脑实在想睡，心里也想睡，那怎样会让潜意识也想睡呢？我不懂。这个问题，这几天一直困扰着我，真正的我何时能出场。

因春节在 1 月份，所以 1 月份的有关工作我要提前完成。下午去单位做工资单，把本月的星级评定等工作完成。

【因为睡着与死亡是类似的，所以有些失眠的潜意识往往与死亡恐惧有关。你需要做的是保持白天的清醒，做有意义的事！】

2017 年 1 月 25 日第四次就诊后

2017 年 1 月 26 日

早晨起来，我趴在窗户上，眺望远处的九峰塔。九峰塔建在山顶上，虽然从小到大长在这里，但爬到山顶的机会确实不多，不超过 5 次。【所以活在世上要不断"试试"！】九峰塔四周是茂密的树林，早晨锻炼的人很多，我这个懒鬼却不会去爬山的。可凌晨梦见自己与儿子一起在晚上去爬山。刚爬到山顶，守塔人要关门，我们只好赶着下来。这时的天空伸手不见五指，我们深一脚浅一脚地往山下走。【梦见爬山或许意味着你在向心灵深处探索，很快关门意味着你的准备工作做得不够充分！】这时，远处照来一束灯光，我俩就踩着灯光平安回来了。【灯光代表他人的指引！】

这么多年，我真没仔细认真地观望过远处的山脉，平时只是略看一眼。今天发现山很美，有郁郁葱葱的树木为伴，有庄严宏伟的塔点缀，有条清澈的小河依偎着。阳光照耀下的山，就像一个安静的小美女，静静地享受着阳光的沐浴。【能这么欣赏就是正念！】

2017 年 2 月 4 日

不知为什么，这两晚又失眠了。【不问原因！】前一晚是半夜后醒来，后来在四五点钟后又睡了一觉，做了个乱七八糟的梦：先是夜黑了，我行走在老屋到新屋的路上，因路上无路灯、太黑，心里害怕地走着，后来就梦到我们的教导员拿着一大堆零钱，让我帮他换成整钱。【内心的恐惧感仍不少呢！】我很费劲地数着，数着数着就醒了。因为有时候醒来就没有再睡，所以梦也特别少，有时很快就忘了。昨晚我躺在床上到了 1 点半都没有睡着，感觉很烦躁。后来开着手机做观情绪练习。【如果能不借助音频的帮助而自己做会更好！】做了两遍才有一点点的睡意，睡了大概 3 个小时又醒了。今天感觉心里又开始怪怪的了（心情烦恼），好像有点不高兴，有种崩溃的感觉，觉得自己快要撑不住了。可能是连续两个晚上的失眠导致的。【允许自己失眠！睡不着时减少卧床时间！】

2017 年 2 月 5 日

自三十以来，我的睡眠很糟糕，与其说害怕睡不着，不如说害怕睡觉。就像昨晚，本来 9 点左右躺下想睡了，【那就推迟上床时间，缩短在床上的总时间！】外面的鞭炮声（声音太大、太长）吵得我根本没法睡着。【别人也是如此！】我只能静静地躺着，（此时心情较平静）大概到 11 点多的时候，又开始烦躁（根本无睡意）。已经连续三个晚上，脑袋里一片空白。其实，我也努力学着去包容声音，可我刚睡着，一串鞭炮又把我惊醒，醒后脑袋就开始胡思乱想，好几次拉回到呼吸，但一直无多大作用。

我这个脑袋，当身体有什么不适的时候，就会浮想联翩，如果没有什么问题时，就什么也不会去多想。

对于声音，我也采取接纳的心态，就让它们存在，这样的同时，脑袋一直处于清醒状态，心却很累。

【阶段小结：1. 正念练习的时间不够！还没从心底接纳自己的状态。2. 生活中缺少意义吧？3. 增加一些运动！】

2017 年 2 月 6 日第五次就诊后

2017 年 2 月 7 日

昨晚，我整个人很放松，外出快走了半个小时，然后回单位开会。会议结束时，就想睡觉。回到家整理了一下，9 点半就睡了。因为昨天对自己有所调整，所以晚上很自然就睡着了，并且睡得也踏实多了。【把这办法推广到生活的方方面面！】做了一个梦：梦见自己用手抓蜜蜂。结果抓到一只想放开时，蜜蜂却死死地叮在手掌上。后来手掌上扎了刺，有一个圆圆的血泡。【对啊！你对自己的控制也太紧了，所以也就要付出代价！】

2017 年 2 月 9 日

昨晚梦见我在爬山，山上的台阶都是用石块叠起来的，两旁也都是用石头叠起来的。山边上还有一座座的石房。我一直在石头垒的道上来回穿梭着，就是走不到尽头。石头房有三层结构，但始终没有楼梯。我在想，别人都是怎么上去的，我用各种方法，努力想找到上楼的办法，爬竹竿、爬墙，还是没有窍门。后来，有人先爬竹竿然后往前一跃，就到三楼了。这些石头房子的结构也不相同，各有各的样式。我觉得是非常稀奇、非常古怪的那种。

【这不就是你的人生吗？你不就迷失在其中了吗？找不到意义和方向，提示你的人生积累有些少！】

2017 年 2 月 10 日

这几天，晚上睡得比以前好多了，但一觉睡的时间不算很长，一个晚上要醒好几次。【这就够了！】

凌晨的时候有一个梦：我去亲戚家，走着走着前面有一条很宽的河，河水很蓝。我在想：原来没有河，只有路，现在怎么有一条这么宽的河。但河上没有桥，要走到对面，必须绕很大的一个圈。后来我打了的士，好像就没有下文了。

【梦里的河往往与情感内容有关。生活是否缺点浪漫呢？探索与生命中重要他人的关系。打了的士意味着你没有去欣赏生活，要继续正念地生活！】

2017 年 2 月 12 日

梦：梦见自己的右手腕处的正反面各生了囊肿。我用左手揉了揉右手，结果肿块越来越大，胀得我无法用笔写字了。我只好跟家人说，他们却不理我，根本不当一回事。我只好自己一个人去医院切除，手术做完了，突然想，还没问医生这到底是怎么一回事，是良性还是恶性。这时，我本能地用左手摸了摸右手，不是好好的吗？然后就醒了。怎么每次的梦都是乱七八糟的，而且每次的内容都不一样。有这么多的梦可以做吗？

【是啊，不是好好的吗？对生活、身体中的问题过于关注，有时的确不是好事！】

2017 年 2 月 23 日

今天的雨下的有点大。上午刚下班的时候就想中午不回家，待在办公室。正吃着午饭，儿子的一个电话让我的计划全泡汤。我冒着大雨，穿上雨披去给他送衣服。从单位到家然后到学校，冰冷的雨水打在脸上，我已经好久没有这种感受了。【有何感受？】回来的路上，我想了很多，感觉人的一生真的太短暂。从不懂事的娃娃，经历了懵懂的童年，一眨眼就越过了青年，步入中年，老年的生活也即将来临。可我感觉自己忙碌的一生没有成就。如今的我却是这样的生活。我虽然不喜欢，但它却离不开我，我也只能接受，别无选择。【谁说的？】

【这才是失眠背后的原因。只要去充实自己的人生，做自己想做的事。只要生命有了意义，睡眠自然不会构成问题！】

2017 年 3 月 1 日第六次就诊后

2017 年 3 月 2 日

梦：我看到单位宿舍里有一把扫帚，扫帚柄上全是痕迹。我想：谁干的？这扫帚还能用吗？（因为我们办公室包括后勤在内），我的同事（分管后勤的）说，扔了吧。后来，他重新拿了一个新的扫帚，我问了一句，要不要把柄包一下。他说算了，脏了就扔。我同意并接受他的意见。【是啊，该放下的就放下！】

【梦的内容意味着你在换种新方式生活，值得祝贺！】

2017 年 3 月 3 日

梦：我梦到自己独自一人坐上一辆大巴车，随大巴车去旅游，跟着团队去爬山。下车后，我来到山脚下，仰望山顶，到处都是郁郁葱葱的树木。感觉与以前去过的雁荡山一样。后来绕着山脚下走了一圈，最后在旁边的小山顶观日出。下午又来到海边，坐轮船出海。后来回来住宿，第二天还要出去玩。结果第二天集合的时候，我发现有东西落在酒店，又回去找东西，等我回到集合地点的时候，团里的人都不知去哪儿了。我内心很着急，跟导游电话联系后，自己跑了好几条街还是找不到他们。最后，好像自己去车站买票回来的。【梦提示，你已经开启自己的心灵、人生之旅了，值得祝贺！】

2017 年 3 月 9 日

梦：我不知道自己要到哪里去。我走到由铁板制成的楼梯，一开始转了好几个弯，就快要到顶的时候，有两级楼梯的铁板已经烂了，脚一跺上去铁条就崩了，我费尽全力也没有上去。我先抓住护栏，想到用手臂的力量上去，可手一用力抓，护栏就断了。我只好坐下来，楼梯很窄，护栏又没有了，我不敢挪动身体，连站着的勇气都没有。这时的身体越来越重，根本没办法过去。眼看着自己就要掉下来，最后拼尽全身的力量终于跃上去了。【这就像电影《绿野仙踪》里的内容，你的内在是有勇气、有智慧的，只是有些时候不自知罢了！祝贺你成功地自救了！】

2017 年 3 月 22 日第七次就诊后

2017 年 3 月 22 日

今天是我第七次走进台州医院心理咨询室。自从接受包医生的治疗后，收获不少。第一，原先在用的四种药，目前全部停用，我的心也不牵挂着药物。（原先刚停药时，我一睡不着就想吃药来解决；后来忍住不吃，用正念呼吸、观躯体等方法来修炼自己，现在不再牵挂药品。）第二，让我对周围的事物有了新鲜感，感到好多东西与原先在我脑中的有差别，学会慢慢欣赏。第三，生活中让自己慢下来，不是急于做每件事，而是边做事边欣赏，学习原先不敢尝试的事，在生活中找到乐趣。【这才能解决"注意力固着"，也是正念治疗的精髓！】

2017 年 3 月 29 日

不知不觉，又过了 3 个星期。这段时间，我终于领悟到睡觉真的不重要。睡前看书，做一些自己喜欢的事，心也放松了许多。还好，我没有失眠，躺下没过多久也睡着了。唯一的是，容易早醒，有时 3 点半会醒来，要过一个多小时才能再入睡。现在我明白，能睡则睡，不睡也没关系。
【对啊！】

我想：人的命运是掌握在自己的手里。如果自己认真地对待每一天，那么生活肯定给你精彩的回报。心态最重要。继续加油！

【祝贺你的领悟与进步！

你真的不一样了！

请继续带着真诚心和平常心去生活！】

2017 年 4 月 2 日

梦：有一个地方，好久没有去过了。以前是很熟悉的路，我想这次不会有问题，凭记忆可以到达。可这次我要经过一片村庄，无论怎么走都走不到尽头。我想想：跟以前差不多呀，怎么前方就是没有出口呢？只好折回，问了路上的一位大伯，他告诉我该怎么走出村庄，我点点头，继续上路。走出村庄后，回头看看，自己对这条路怎么就没有记忆了呢？我庆幸自己终于走出来了。【这就是人生，带着好奇心去走！】

2017 年 4 月 3 日

昨晚我 9 点半躺下睡了，结果 10 点半醒了。是因为我楼上的女主人又在批评读初一的女儿。这么晚了还让孩子哭，这样的妈妈真够可以了。我当时觉得心很烦。

没办法呀，我不能再折磨自己，这段时间刚好在练习宽恕自己。这些年，我总是在不断地折磨自己，也害了自己。今天我明白了，应该好好对待自己，否则我会后悔。想到这些，我静静地躺下，观照自己的呼吸，心也随之平静下来。后来不知不觉又睡着了。我成功了！【就这样，只要允许任何事情发生，就没有什么困难了！】

2017 年 4 月 10 日

今天下午开始，我的小腹有点疼，这个问题就是从每次来例假的时候开始直到例假结束。我也习惯了，可这次例假已结束 3 天，小腹一直隐隐作疼，右腰部也有点疼，下班时间仍在继续。在回家的路上，我打电话给老公，问他今晚加班吗？他说要加班。我就跟他说肚子疼，他问了句"要紧吗？"我说没事。其实心里想让他晚上能回家陪陪我，可嘴上却开不了口。【这时的直心哪里去了？直接表达更好！】我知道他的工作很忙，让他陪我成为奢望。算了吧，还是自己安排好自己。肚子不舒服就让它不舒服吧。如果明天继续疼的话，再去医院。后来，不知不觉中不疼了。【身体症状很多时候是心理需求的表达！】

2017 年 4 月 13 日

梦：好大的雪。冬天，刚下过一场雪。我好喜欢冬天下雪。树上、房顶上一片白皑皑的雪。我和老公一起手牵手走在小路上。我们一边欣赏路边的雪景，一边有说有笑的。我们走到一座桥上看到河里的水结冰了，并且有人在冰上走来走去。咦？冰有那么厚吗？我用石头去砸，结果冰破了，冰下的水还在流动。路还在前面延伸，太阳也渐渐升起，树上的枝条被雪压得一根一根地垂下来。我喜欢雪，内心充满了快乐。【大雪、水结冰，都是情感方面的象征。你的潜意识似乎不那么放心！】

2017 年 4 月 18 日

通过 4 个星期的在家练习,我渐渐明白了包医生说的话,明明知道自己存在的问题,但时常却放不下。如今,我不是能完全放下,但能时时提醒自己,心自然就宽了。比如我的邻居的那件事(因违法被拘留 15 天),他出来后,我看他跟没事一样,原来我的担心是多余的。我是杞人忧天吗?

我会继续努力,好好接纳自己,让错失的自己不再迷茫。

【你已在探索生活,挺好!继续带着正念、好奇心生活!】

2017 年 4 月 19 日第八次就诊后

2017 年 4 月 21 日

梦:我和儿子准备吃饭,发现他的手有点脏,让他先洗手。我们俩去河边洗手,他走下台阶,刚把手浸到水里,有一条鲤鱼就用嘴把他的小手往它的嘴里塞。孩子一下子站起来,把手往岸上一甩,鱼被甩上了岸。奇怪了,鱼被甩上来的同时,鱼的脖子上还戴着一个小水桶,桶底都是田螺。这时,他还要往河里去看看,就一直往台阶下走,水也慢慢地没过了他的身体,一下子连他的头也看不见了。这时,我很紧张,我正要喊他的时候,他的头又冒出来了。想到他会游泳,我悬着的心又放下了。因为我自己不会游泳,看到水就紧张,我自己就没有去碰水,但我还是担心他,硬要他上岸,他不肯,我骗他说,"要游泳先脱掉衣裤"。后来我就醒了,天亮了。【这个梦与情感、性方面有关吗?鲤鱼象征女性特征。你是对以后孩子外出读书不在身边不放心吗?】

2017 年 5 月 17 日

今晚,我的一位老同学突然来拜访。我俩很高兴又能在一起聊天了。我们聊了同学之间的友谊,也感叹岁月不饶人,我们自己的老去。我们近几年未见面,发生了好多双方都不知道的事。她告诉我,她刚经历了一个小手术。事情的经过是这样的:她在保险公司的推荐下去做了 DNA 测试癌细胞在哪个位置，结果她被告知是肠癌。她一听到这个结论，当时也放不下，不怕一万，就怕万一。最后她去做了肠镜，发现肠道里有息肉。因为很小所以做肠镜时就把息肉割了。她说："如果不去做肠镜，终有一天就完蛋了。"【或许也可能与息肉长期共存了！】

我对她笑笑，（心想）也是一个怕死鬼。我还分析她，"你有死亡恐惧吧"。这次，我发现我在说这话的时候居然没有出现以前那样的不舒服。

2017 年 5 月 31 日

历经 5 个月来的治疗，我现在对睡眠几乎不是很在意。虽然时常睡了醒、醒了睡，但心不烦了。3 点半后会醒，有时再睡一会儿，有时迷迷糊糊到天亮。

有时候到下午四五点钟时，我心里会感到紧张。我问自己，你紧张什么？有时候就这样观察它一阵子，紧张感会消失。【把这一经验拓展到生活中！】

有几次到了下午，我就特别烦，我也不知道自己到底因为什么而烦恼。这时候想，如果我大发雷霆的话，我整个人就会有爆炸的感觉。我会控制我自己，做一些深呼吸，然后慢慢平静下来。

【这就够了！】

2017 年 6 月 9 日

梦：梦见自己外出旅游了，回来的那天正好是一个邻居的葬礼。他是我儿子同学的妈妈。我们经常能碰见，互相走动的邻居（住得比较近）。梦见她得了癌症，并在被告知后十几天内就死了。我正感慨她的生命如此短暂，后来送葬队伍回来了，我也随着人群走到她家。一上楼就看见在她的照片旁边塑了一个和她一模一样的假人。这假人好像有灵魂一样，还会跟人说话。我正跟她说话，对她说，你要想开，即使生活在另一个世界，也要快乐每一天。我还用手摸了摸她。

【祝贺你，你的内心渐渐地在与死亡和解！】

二、成长经历

我出生于20世纪70年代一个双职工的家庭，家中兄弟姐妹四人，我是老大。我们家人口虽然有点多，但经济上还过得去。父亲是一个工厂里的机修工，工作上很卖力，生活上很节俭。他赚的钱会紧紧地握在他自己的口袋里，从来不会给我们买零食吃，他攒的钱后来基本上都用在建房上了。母亲是一位很勤劳的人，她言语不多，每天除了工作之外，还会编织手工艺品来补给家用。我从小在母亲的熏陶下也学会了些手艺，有时候帮着一起干。母亲对我们四个人都很好，会给我们买衣服、买零食。一个月下来基本上没什么积蓄。父母关系：小时候会因一些琐碎的事吵架（现在我们都长大了，吵架也越来越少）。在我心情不好、情绪低落的时候，我会记得三件印象最深的事：

在我七八岁的时候，有一次去外婆家，在路上看到一起车祸。有一个9岁左右小男孩被车碾死了。路上有一大片的血迹，那时是第一次对死亡产生恐惧，至今难忘。

在我10岁左右，大人们在谈论我们村的一个人被捅死了，横尸野外，害得我好几个晚上不能独自上楼睡觉，每次都拉着妹妹，让她走在前面，我走在后面。

在我十七八岁的时候，（我家的房子面对公路）有一个装载工人从车上掉下来，结果被一辆路过的卡车给碾死了。我当时壮胆出去看了一下，一大滩的血迹、脑浆。这些事，我一想起来就历历在目。【现在的恐惧感或许与那时的记忆有关！】

如果我心情好，这些事情也都能抛到九霄云外。【"抛"只是暂时的，需要学会与这些情绪相处！】

　　再说，我们四个兄弟姐妹，每人差 2 岁左右。我们小时由奶奶带。自从我上小学后，我只知道家里的事情由奶奶教我妹妹干，我对家里的家务基本上不会干。因为我妈太能干了，她会说我这干得不好，那干得不好，所以她都替我做了，我也便接受事实。从小到大，我基本上没干过家务活。随着时光的流逝，我也一帆风顺地在家中成长，没有经历过挫折，也没经历过风霜雨雪。【缺少点什么？所以会害怕成长。】到了二十多岁，我参加了公安后勤工作，在科室里有领导和同事的关心照顾，不会的事情也慢慢地学会了。现在在工作上已经熟门熟路了，没什么需要我多费脑筋的事了。生活上，我的婚姻也是很幸福的，丈夫对我几乎是百依百顺。最让我感动的事是：我是个丢三落四的人，丢过自行车、手机、钱。我的丈夫知道后连一句责备的言语都没有。后来我也问过他，他说，东西都没了，有什么怨言。即使有，难道东西能回来。想想，事实已经这样了，你还要想怎么办？有意义吗？

　　还有一点，他会察言观色。我的快乐、悲伤会写在脸上，他一看我的脸色，就知道我的心事。有时候一看就知道我心里在想什么。有时候，我会问，你怎么知道的，难道你成了我肚子里的蛔虫？这时候的我，很简单，高兴时会很快乐，悲伤时一个人静静地发呆。

　　自从有了孩子，从他出生到初中，我一直都照顾着他。他上高中后，因学校离家有 4 公里的路，所以儿子的上下学都由我丈夫接送，因此我闲下来了。工作之余，我几乎是一个人在家看电视，织毛衣（后来因为颈椎问题不织毛衣了）。在儿子上高二后（2015 年下半年）我就得病了。【生病或许是内心不安全感的表达。潜意识里害怕被遗弃！】当时也不知道是什么原因，到处找医生看病。有的医生说我到了更年期了，我也默默地接受；有的医生说是因为我心里想太多了，影响我的五脏六腑，用中药调理调理；还有的医生说我脑子里神经递质紊乱了，需要口服精神类药物。医

生说什么，我没有判断，就听他们说我的各种猜测。【或许是寄托没了，如果不培养自己的爱好、独立生活，病会更加厉害的！】

现在想想，还是包医生说的有道理，我的生活模式的确需要改变，毕竟人与动物不一样，在吃喝玩乐之外，还需要意义。

三、与其他家人的关系

与兄弟姐妹们的关系

我最大，【老大往往有老大的烦恼】下面还有两个妹妹、一个弟弟。从小我们四人在家中全是为一些小事争吵，磕磕绊绊伴随我们长大。长大后对小时候的事也不怎么记得了。后来，我们四人都各自成家了。现在我们有事互相联系，没事也不联系。所以也习惯这样的生活。我遇到的小问题，几乎不去告诉他们。一方面不想打扰他们，另一方面都是与他们无关的事，跟他们说反而会增加自己的压力。有些事情我就这样压抑着，独自品尝酸甜苦辣。【压抑久了，容易出现"自我攻击"的症状！】

我觉得我们之间唯一能记住的只有血脉了。我们像别的亲戚一样，有事打声招呼，没事几乎不联系，也很少串门。【或者这是你孤独感的来源。这些经历导致你与自己、与世界都存在疏离感！】

与父母的关系

从小父母是我的依赖。长大了，我离开父母，独自一人学习、工作，渐渐地习惯了我一个人的世界。

现在，父母也老了，跨入了古稀之年。当我孩子还小的时候，他们帮我一起照顾，我也就常住在他们家。自从孩子进入高中，我很少去父母家。嫌路远，没事去干吗？再就是我外婆身体不好，我妈经常跑到外婆家，我爸又不会常待在家里，所以我渐渐地不想去我妈家了。有时候想到他们，最多给他们一个电话，问候一声，就没有下文了。【似乎也缺"亲密感"？】跟父母的话不多，心里的话还不想跟他们分享。我感到他们不怎么关心我们，也许是我的不孝，不会去体贴他们。记得在我39岁的时候，我弟媳与我妈因家里的事发生吵架，我看不下去了，与弟媳吵了起来，我妈还帮着弟媳说我：什么咸菜缸里的石头搬出。（意思是说我已出嫁，不应管他们的家事）【或许与现在缺乏"亲密感"有关，包括与其他的人！】当时我很生气，大哭了一场，还扬言说，再也不去我妈家了。真的，我好像半年没有去。后来，我的阿姨知道了，说我妈也有她的难处，让我做女儿的不要太较真。后来，我也没那么在意了。虽然去过我妈家，可我觉得很别扭。至今，这个阴影有时会随时出现在我的脑海里。【疏离感可能就这么形成了！】其实，我内心深处是矛盾的。我知道等到子欲养而亲不待时，我也许会后悔一辈子，会责怪自己一辈子，可心中的怨气无处可说。所以有些家里的事，我也一直埋在心里。

　　还有，就是父母的事情，我很讨厌参与。我感觉他们有时很笨。有一次，他们与邻居因小事争吵，我认为有些事可以退一步，可他们偏要争个高低，好像做人就要争一口气。最后搞得越来越复杂。这时的我就恨自己，有种恨铁不成钢的感觉，都是自己的无能，让他们不能扬眉吐气地做人。

四、治疗过程中的一部分影片欣赏

观《黑天鹅》有感

　　影片中，妮娜的母亲过分地呵护着28岁的妮娜成长，把她当作自己实现梦想的工具。所以妮娜是那样的娇小、懦弱，内心充满了压抑、挣扎。而现实生活中，我对孩子也是放心不下，【对自己又何尝不是如此呢？】都希望孩子按照自己设计的道路而行，而忽略了孩子的感受，影片也让我明白：不经历风雨，怎么见彩虹。所以我要放手，让孩子自己去规划人生蓝图，我不是主宰者，只能是参谋，旁观者。是我将错误的爱伤了孩子，不仅让孩子伤心，同时也成了他的负担。

同时，影片中的妮娜在巨大的压力中产生了幻觉，最后用玻璃碎片插入自己的身体。这点也让我明白妮娜长期以来的压抑心态下产生的面对同事莉莉的到来，措手不及，对自己没有信心，放不开。这一点，我有同感，我在生活中，有时瞻前顾后，下不了决心，做事有时犹豫不决，遇到事情不喜欢同他人分享，而是一个人默默承担着一切。不开心的事都积压在心底，不愿意让别人知道，不愿意别人来分担。经过3个月的时间，让我明白没有什么放不下的事，没有过不去的坎。我在慢慢适应中，让自己试着成长。【越压抑就会越自抗！】

观《千与千寻》有感

利用2小时看完了《千与千寻》这部动画片。千寻开始是一个胆小且很依赖父母的小女孩，因搬家迷路走进了一条神秘的隧道，到了另一个世界。胆小的她突然面临陌生的环境，她既孤单又寂寞，虽然遇到了好心的白龙、小玲，他们给她指点了方向，但路还是要靠她自己走，她不得不变得很独立、坚强，她没有选择逃避，而是勇敢地生活下去。【是啊！】

通过观看这部片子，让我懂得，人生变幻无常，谁也不知道下一秒会发生什么，谁也掌控不了事情的发展，就好像我们常说的计划赶不上变化一样。所以我们都需要珍惜眼前的幸福，好好地活在当下。【珍惜眼前事、眼前人！】

再有一点就是：我既然知道自己得了神经症，就得靠自己走出症状，【与症状做朋友！】就像千寻一样，既然误入神秘隧道，就想方设法回到人类社会。我要在医生的帮助下，逐步成长。

观《美女与野兽》有感

影片中的王子因缺乏同情心，被巫婆施加魔法变成一头野兽，并且要求他在玫瑰花凋谢前找到真爱。因贝尔的父亲误入野兽王国，摘了一朵玫瑰花被野兽关了起来，贝尔为救父亲来到野兽王国，贝尔与野兽从不友善，到后来让野兽学会了爱，并解救了王子和城堡里的一切，让王子懂得了宽容。【我们人人的心中都存在"野兽的力量，需要主动去拥抱"！】

我喜欢影片中的贝尔，她在别人的眼里是一个古怪的女孩，她有冒险的精神，喜欢读书，是一个有梦想的女孩。贝尔和野兽一起走在一座桥上，贝尔给他读书。野兽说了句：这里的风景不一样了。这时，我想到了我自己，我对生活比较粗线条，对旁边的人或事物从没有认真仔细观察过，觉得他们都是点缀衬托，自从经过包医生一段时间的"禅学智慧"治疗后，我现在走过一片风景，路过一座房子，我几乎都会停下来看一会儿，看看这儿的花，摸摸那儿的树叶，有时真的让我觉得它们很美，这是我从未有过的喜悦。【这就是正念。】

生活，只要你认真对待它，停下片刻，它都会给你惊喜。只是我借口太多，没有给自己留时间来驻足欣赏。如今的我，会给自己留点时间，让自己发呆，让自己放慢脚步，欣赏一草一木。

观《生之欲》有感

今天，我鼓起勇气看完了《生之欲》这部影片。主人公渡边在政府部门工作，由于当时社会受官僚制度的影响，大家对公益活动推三阻四，渡边也觉得这就是政府部门的工作，理所当然地工作了三十余年。自从得知自己是一个胃癌病人后，他对生活很失落、沮丧，借酒浇愁，到夜店寻乐，对死亡充满恐惧。但是自从遇到前来找他辞职的同事后，他的这位同事对生活充满信心，充满活力，对人很热情，他的这种生活态度深深地打动、改变了渡边，才使他的余生留下了光辉的一面：建造了一座公园，最后他很满足地离开了世界。【因为他找到了生命的意义！】

这部影片，让我知道，在充满恐惧的内心深处，只有做出有意义的事，才会改变自己，才能克服对死亡的恐惧。【是啊！】影片中的主人公面对突如其来的疾病，最后激起了他对生命的欲望。让他重新审视了生命的意义。这样的生命才有意义，才有价值。

我现在想问自己："如果你知道你将要死，那么死之前你会做些什么呢？"【把自己当成"即将死去"去真诚对待！】是选择浑浑噩噩地生活呢？还是糊涂地生活呢？【不，精神支柱很重要，它能撑起内心深处的欲望。】

生命的意义，不是为了得到什么，也不是为了守护什么，只是在存在的时刻切实地感受到了这份存在感。

观《刺猬的优雅》有感

11 岁的巴洛玛想在 12 岁生日的那天结束自己的生命，逃离"金鱼生活在鱼缸里"的生活环境。但她不甘心这样毫无意义的死，决定用 DV 拍一部记录她见到的人与他们的人生、生命。她的家人过着一种如同鱼缸里的金鱼式的生活。结果发现大刺猬荷妮内心的优雅，荷妮生活在底层，使她内心产生了自卑感与不自信，所以她就像刺猬一样来伪装自己。巴洛玛就像一只小刺猬，她不喜欢看似自由的生活，却不自由地活着，在她幼小的心灵里竟会说出"重要的不是死亡，也不是你几岁死，而是死的时候你在干什么"的想法，【是啊，对照着生活吧！】一个人躲起来，藏起来，与外面世界隔绝起来，享受她一个人的孤独世界。直到小津格朗的出现，改变了两个人的生活，"幸福的家庭都一样，不幸的家庭各有各的不幸"。正当巴洛玛开始思考是否真的应该死去时，荷妮出了车祸，让巴洛玛觉得死亡有时的确是个悲剧。【"重要的不是死，而是我们死的那一刻正在做什么？"】

　　我觉得我像一只孤独的刺猬，在我得病的这段日子里，有时为了掩饰别人的嘲笑，硬撑着，竖起了带刺的外表，维护着内心的软弱。通过这部影片，我觉知：生活中我们换一个角度来观疗自己，也许一成不变的人生也会随之改变。【那就试试！】就像金鱼一样，即使被冲入马桶，也会随波逐流，希望不会破灭。心中有理想，梦才更精彩。

五、小结

　　德国存在主义哲学家海德格尔在提出"人是'向死的存在'"的同时，又提出了"人，诗意地活在大地上"。从该失眠来访者的治疗经过可以看出，她实现了这一优雅的转身。

　　我们发现：学习失眠的药物治疗只需要数月的时间，真正领悟失眠并不需要药物治疗可能需要花数年的时间。因为，前者只是一门技术，而后者是一门艺术。

后 记

作者以大量的临床治疗经验为依据，通篇在强调如下观点：

1．失眠不是一种病，它是一种症状或者是潜意识所发出的告诫，提醒我们去处理生命过程中积存的各种问题。

2．许多时候，失眠的处理不仅仅是医疗上的事情，更是生活，甚至是人生中的事情。

3．如果你希望彻底摆脱失眠的困扰，就不能停留在服药上，而是必须把失眠问题还原回生活问题和人生问题加以解决。

不知失眠的你是否已经领会作者的良苦用心。

如果失眠的你愿意放弃对安眠药物的过度依赖，愿意放弃对失眠毫无意义的诊疗和干预；如果你有勇气从调整生活方式和人生模式入手，那么，不仅你的失眠可能会不治而愈，而且你的生活品质和心灵品质都会得到提高。

如此，我心甚慰！

图书在版编目（CIP）数据

学习睡觉：心理治疗师教你摆脱失眠的折磨/包祖晓主编. --北京：华夏出版社，2019.3（2019.6重印）

ISBN 978-7-5080-9679-7

Ⅰ. ①学…　　Ⅱ. ①包…　　Ⅲ. ①失眠－防治　Ⅳ. ①R749.7

中国版本图书馆 CIP 数据核字（2019）第 021952 号

学习睡觉：心理治疗师教你摆脱失眠的折磨

主　　编　包祖晓
责任编辑　梁学超　　苑全玲

出版发行　华夏出版社
经　　销　新华书店
印　　刷　三河市万龙印装有限公司
装　　订　三河市万龙印装有限公司
版　　次　2019 年 3 月北京第 1 版
　　　　　2019 年 6 月北京第 2 次印刷
开　　本　710×1000　　1/16 开
印　　张　13.25
字　　数　130 千字
定　　价　59.00 元

华夏出版社　　地址：北京市东直门外香河园北里 4 号　　邮编：100028
　　　　　　　网址：www.hxph.com.cn　　电话：（010）64663331（转）
若发现本版图书有印装质量问题，请与我社营销中心联系调换。